U0010736

感冒

臺北醫學大學附設醫院　監修

臺北醫學大學附設醫院　家庭醫學科主治醫師　　**王森德**

臺北醫學大學附設醫院　傳統醫學科主治醫師　　**張家蓓**

瑜伽＆彼拉提斯老師　　　　　　　　　　　　**李佳純**

合著

晨星出版

擁有健康的身體，一點也不難！

　　《感冒》一書是臺北醫學大學附設醫院醫師團隊所出的「健康家族」保健書系的第 3 本，日後預計出版一系列「健康家族」保健書系，主題涵蓋：失眠、感冒、便秘、頭痛、美足症、消化性潰瘍、月經、濕疹、口腔保健、關節炎等十大生活中常見的疾病，都將陸續推出。

　　身為醫療從業者，深切體會「擁有健康，才能擁有美麗人生！」。「健康家族」系列保健書，針對單一疾病，提出實用的保健療法，內容以西醫為主、中醫傳統自然療法為輔，將艱深的醫學常識，透過簡單易懂的方式呈現給讀者，很欣見市場出現系統介紹各項疾病的保健書籍。

　　感冒雖然不是大病，但感冒症狀的背後，可能隱藏著警訊：可能您最近太勞累了、抑或某種不可輕忽的疾病，以感冒症狀表現。

　　這本書告訴您引發感冒的因素有哪些？感冒引起的併發症有哪些？如何做好發燒的護理？教您提升免疫力的方法，以及如何預防感冒？如何有效紓解感冒的不適症狀？並進一步評估怎樣的狀況需就醫治療，是相當實用的健康書籍。

除了西醫之外，這本健康書籍也週到地從傳統中醫的理論，依各種不同的病因，探討感冒的類型，並介紹拔罐、刮痧等傳統輔助療法，提供感冒患者更廣泛的應用及幫助。持續從飲食著手，提供各種輔助食療，教您攝取重要的營養素，以對抗感冒病毒的侵犯。此外，介紹各類保健運動，並提供有效舒緩不適症狀的自我護理療法，讓感冒不再是健康的頭號敵人。

　　讓醫療從業者感到驚訝的是，這本書還有條理地整理出「感冒症狀診斷及處理流程表」，讓民眾從自己的症狀，例如鼻塞、流鼻水、打噴嚏、胸痛、呼吸困難、持續發燒等，判斷需不需要立即看醫師，抑或患的是一般感冒還是流行性感冒，是相當有系統的資訊。若讀者們擔心感冒產生併發症，透過這本書的「感冒症狀診斷及處理流程表」，檢測自己的感冒狀況，可協助您尋求合適的方法改善。

　　感冒雖不是什麼大病，但不注意的話，還是可能出現嚴重的併發症。發燒、嗜睡、胸痛、呼吸困難等症狀，雖然看起來像感冒，但也可能是其他病症，別輕忽任何一種感冒症狀，必要時就醫，才能擁有健康人生。

臺北醫學大學附設醫院　院長　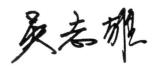

感　冒

一般感冒症狀：

- 🔵 流鼻涕
- 🔵 鼻塞
- 🔵 喉嚨痛
- 🔵 咳嗽
- 🔵 發燒（輕微）

流行性感冒症狀

除了以上症狀之外，尚有
- 🔵 全身肌肉痠痛
- 🔵 發冷、畏寒
- 🔵 發燒（嚴重）
- 🔵 極度倦怠或虛脫
  且以上症狀可能持續1至2週

處理不當，會引起哪些併發症？

- 中耳炎
- 肺炎
- 支氣管炎
- 鼻竇炎
- 心肌炎
- 腦膜炎
- 扁桃腺炎

感冒出現什麼症狀時，一定要就醫？

- 發高燒超過4天以上。
- 咳嗽厲害而且伴有濃痰，或痰有顏色、血絲。
- 呼吸時胸痛或覺得呼吸困難。
- 耳朵疼痛或臉部腫脹。
- 嚴重的喉嚨疼痛，且從嘴巴往咽喉看時，喉頭或扁桃腺呈現白色或有黃色分泌物。
- 出現綠色或黃色的鼻涕，或臉頰、額頭部位疼痛。

有些病，症狀像感冒

項　　目	症　　狀
腦炎	發燒、頭痛、疲倦、咳嗽、嗜睡、食慾不振、噁心嘔吐、活動力減退等。症狀加重時甚至會併發腦膜炎。
肺炎	高燒、發冷、胸痛、持續性咳嗽、呼吸急促或困難、痰多（可能有血絲）、食慾不振、全身痠痛。
肝炎	疲倦、上腹疼痛、噁心嘔吐、食慾不振、黃疸。Ａ、Ｂ、Ｃ、Ｄ、Ｅ型肝炎一般症狀大多相似，需經驗血才能進一步區分。
痲疹	咳嗽、噴嚏、流淚、流鼻涕、高燒、眼結膜充血、喉嚨紅腫、皮疹。
心肌炎	發燒、喉嚨發炎、精神不濟，若呼吸急促、心跳紊亂則有發病可能。
肺結核	咳嗽、痰多、疲倦、食慾不振、體重減輕，嚴重者會引發午後潮熱、夜間盜汗、胸痛咳血等症狀。
猩紅熱	初期症狀幾乎與感冒相同，識別方法為身體和臉部會發小紅疹、扁桃腺紅腫、舌頭會鮮紅無舌苔，冬春季節較易發病。
SARS	發燒（高於38度──且持續兩天以上）、喉嚨痛、頭痛、肌肉僵硬或痠痛、乾咳，併發症為食慾不振、神智不清、下痢、皮膚疹或肺部病變等。潛伏期 2～10天，比感冒病毒的1～3天長。

感冒症狀診斷及處理流程

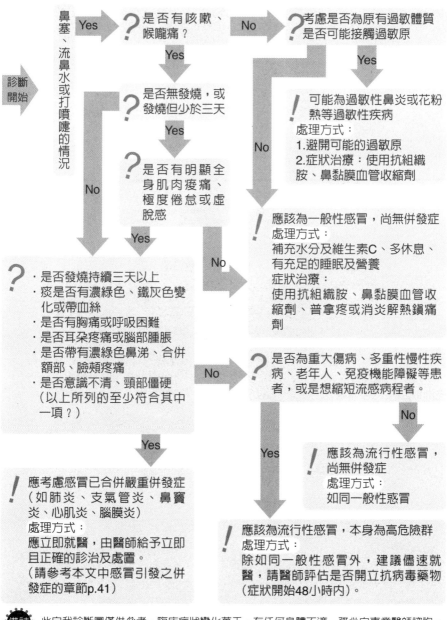

診斷開始

鼻塞、流鼻水或打噴嚏的情況

Yes → 是否有咳嗽、喉嚨痛？ → No → 考慮是否為原有過敏體質 是否可能接觸過敏原

Yes ↓

是否無發燒，或發燒但少於三天

Yes ↓

是否有明顯全身肌肉痠痛、極度倦怠或虛脫感

Yes ↓

No ↓

! 可能為過敏性鼻炎或花粉熱等過敏性疾病
處理方式：
1.避開可能的過敏原
2.症狀治療：使用抗組織胺、鼻黏膜血管收縮劑

No →

! 應該為一般性感冒，尚無併發症
處理方式：
補充水分及維生素C、多休息、有充足的睡眠及營養
症狀治療：
使用抗組織胺、鼻黏膜血管收縮劑、普拿疼或消炎解熱鎮痛劑

? · 是否發燒持續三天以上
· 痰是否有濃綠色、鐵灰色變化或帶血絲
· 是否有胸痛或呼吸困難
· 是否耳朵疼痛或腦部腫脹
· 是否帶有濃綠色鼻涕、合併額部、臉頰疼痛
· 是否意識不清、頸部僵硬
（以上所列的至少符合其中一項？）

No →

? 是否為重大傷病、多重性慢性疾病、老年人、免疫機能障礙等患者，或是想縮短流感病程者。

No ↓

! 應該為流行性感冒，尚無併發症
處理方式：
如同一般性感冒

Yes ↓

! 應考慮感冒已合併嚴重併發症
（如肺炎、支氣管炎、鼻竇炎、心肌炎、腦膜炎）
處理方式：
應立即就醫，由醫師給予立即且正確的診治及處置。
（請參考本文中感冒引發之併發症的章節p.41）

Yes →

! 應該為流行性感冒，本身為高危險群
處理方式：
除如同一般性感冒外，建議儘速就醫，請醫師評估是否開立抗病毒藥物（症狀開始48小時內）。

備註 此自我診斷圖僅供參考，臨床症狀變化萬千，有任何身體不適，務必向專業醫師諮詢。

第1篇

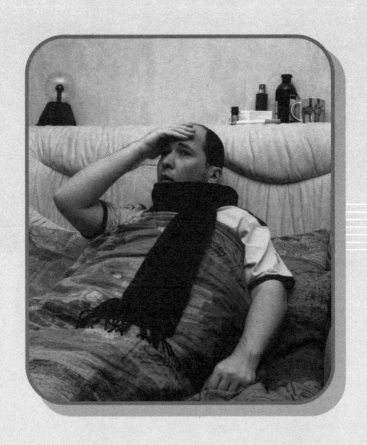

健康的頭號敵人——感冒

> 許多疾病的發病初期症狀都很像感冒，
>
> 警覺性若不高，
>
> 反而容易引起各種併發症⋯

第一節 什麼是感冒？

　　說到「感冒」，相信大家對它並不陌生，甚至有人是一年到頭大大小小的感冒不曾間斷過。然而，儘管每個人都對它耳熟能詳且亦罹患過，但是否對感冒也有相對的認識？本書將針對健康的殺手——感冒，做深入的剖析與探討，教導大家認識

上呼吸道感染圖

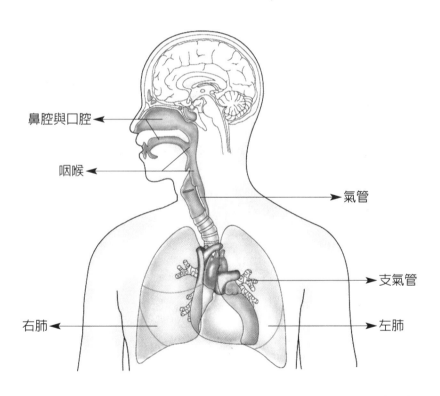

鼻腔與口腔

咽喉

氣管

支氣管

右肺

左肺

▲ 上呼吸道包括鼻腔、口腔、咽喉，而感冒就是病毒感染這些地方所造成的疾病。下呼吸道包括氣管、支氣管、右肺及左肺。

它，進而了解它，並用最正確、最有效的方法去預防及治療。當然，在進一步說明前，必須先認識感冒，以及明白感冒與其他病症間的區別。

「感冒」通常是一般大眾的用詞，在醫學上稱感冒為「急性上呼吸道感染」，也就是上呼吸道（由鼻腔到咽喉的呼吸腔道）受到感染，特別是濾過性病毒感染所引發的各種症狀，包括流鼻涕、鼻塞、喉嚨痛、咳嗽、打噴嚏，甚至發燒、肌肉痠痛、疲倦、食欲不振等。

臨床上會引發「急性上呼吸道感染」的病毒種類非常多，包括鼻病毒、流行性感冒病毒、冠狀病毒、腺病毒、呼吸道細胞融合病毒、腸病毒等，其中以鼻病毒最常見，大約30%至40%的感冒都是因為感染鼻病毒，其次則為流行性感冒病毒和冠狀病毒。此外尚有約不到10%的所謂「感冒」病人，則是因為鏈球菌或其他細菌感染而造成咽喉發炎。

以為輕微的感冒過幾天就會自行痊癒，或是為了讓感冒好得快，而去打針。

A無外套膜病毒

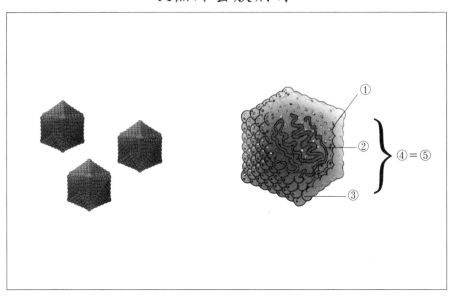

B具外套膜病毒

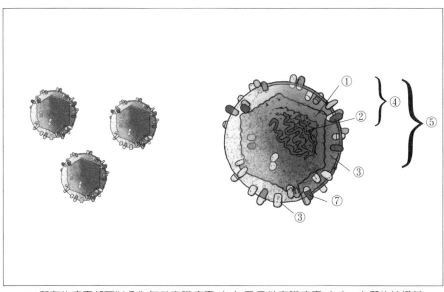

▲ 所有的病毒都可以分為無外套膜病毒（A）及具外套膜病毒（B）。它們的結構基本上是一樣的，包括：①衣殼　②核酸　③殼粒　④核衣殼　⑤病毒顆粒⑥外套膜⑦刺突等。

不同病毒所引起的感冒

感冒症狀會因致病的病毒不同，而呈現各式多樣不同的狀況，例如，最常見的鼻病毒感染，剛開始出現的症狀都與鼻子有關（流鼻涕、鼻塞、喉嚨痛和打噴嚏等），三天後喉嚨痛的症狀會開始出現，並可能伴隨著咳嗽、聲音沙啞等症狀。而隨著鼻子症狀逐漸消失，喉嚨不舒服、沙啞、咳嗽等症狀可能還會持續約1～2星期之久。

其他會引發感冒的病毒，往往也有類似鼻病毒的表現，不過有些可能會以喉嚨的症狀為主，有些則是先有喉嚨的症狀，之後才會出現鼻子的症狀。對於少數由腺病毒或腸病毒所引發的感冒病人，甚至可能出現流眼淚或紅眼睛的症狀。

流行性感冒與一般感冒的區別

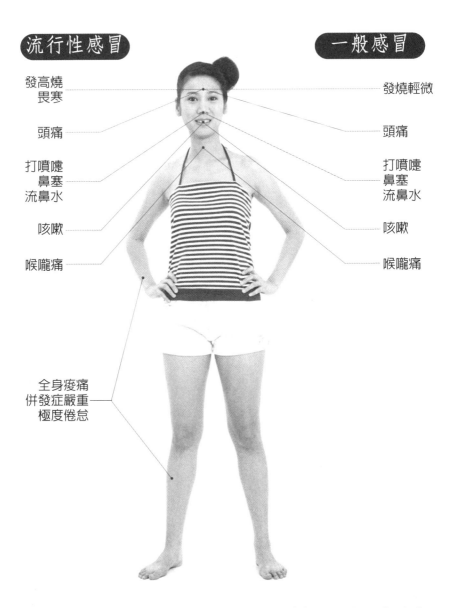

流行性感冒

- 發高燒
  畏寒
- 頭痛
- 打噴嚏
  鼻塞
  流鼻水
- 咳嗽
- 喉嚨痛
- 全身痠痛
  併發症嚴重
  極度倦怠

一般感冒

- 發燒輕微
- 頭痛
- 打噴嚏
  鼻塞
  流鼻水
- 咳嗽
- 喉嚨痛

▲ 除了一般的感冒症狀外，流行性感冒還會造成全身痠痛、發高燒、發冷、極度倦怠等，且症狀可能持續1～2周。

大部分的人都不知如何區分一般感冒與流感。其實，一般感冒和流感都會傳染，只是其引發的病毒、症狀、病程變化等各方面會有所不同，此外流行期和流行範圍也各不相同。

因為一般由鼻病毒所引發的感冒占了大多數，所以我們習慣將鼻病毒所引發的感冒稱為「一般感冒」。另有一種被稱為「流行性感冒」，它是經由一種特別容易產生變異的病毒（流行性感冒病毒）所引發的感冒，也因為這類病毒容易發生變異，因此人們對其通常都沒有免疫能力，以致會造成大規模的流行，我們便將由這種病毒所造成的感冒稱為「流行性感冒」，簡稱「流感」。

1.症狀不同

流感的病狀和一般感冒不同，一般感冒症狀只局限在上呼吸道。但流感通常會較嚴重，除了上呼吸道的感染症狀外，還可能造成下呼吸道的感染，且還會有全身痠痛、發冷、發燒，且症狀可持續1～2周，同時也較常會併發嚴重的併發症如肺炎、鼻竇炎、支氣管炎及兒童中耳炎等。

以為天氣轉換或氣溫較寒冷時容易得感冒，事實上：得「冷氣病」和「熱感冒」的人也很多。

2.致病病毒不同

流感和一般感冒的致病病毒不同。一般感冒通常是鼻病毒造成，傳染流行的範圍有限；而流感致病病毒為流感病毒，大致可分為Ａ、Ｂ兩類，至於Ｃ型流感病毒致病的可能性極其微小。其中Ｂ型流感

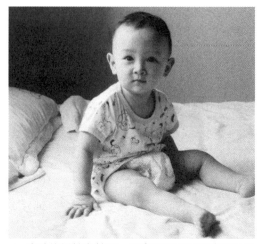

▲ 小孩的抵抗力較弱，最容易受流行性感冒的侵襲。

 什麼是腸胃型感冒？

每逢季節交替之際，門診中常會發現嘔吐、腹瀉、發燒的病人比平常多，有的人則將這些症狀稱為「腸胃型感冒」。其實醫學上並沒有所謂「腸胃型感冒」這樣的名詞，它的出現只是一個方便大眾溝通了解的習慣性用法。

在臨床上，「感冒」就是由前述幾種病毒所引發的「上呼吸道感染」，如果患者是以腸胃道症狀，如嘔吐、腹脹、肚子痛及腹瀉等為主要病狀，大部分則是腸胃道病毒或細菌（如輪狀病毒、諾華克病毒、沙門氏菌等）所造成的，其與一般感冒或流感毫無關係，因此它應歸類於「腸胃炎」疾病。

而部分引發感冒症狀的病毒，病發時除以呼吸道症狀為主要表徵外，也可能伴隨腸胃道症狀，如腸型腺病毒、部分腸病毒及流感病毒等，但這仍應診斷為「感冒」，只是伴隨有腸胃道症狀。

病毒較不易產生變異，通常感染後病症較輕，較不易造成大流行；相對的A型流感病毒則較容易引發變異，感染後的症狀也較為嚴重，對於65歲以上的老人和小孩的威脅較大，產生的併發症也較多。

3.散發範圍不同

流行感冒病毒極易變異，人類對於變異後的病毒株缺乏免疫力，如未及時控制加以治療，很容易引發大流行，從流行病學的研究得知，流感病毒在10至40年間可能會有一次大突變。如前所述，依血清抗原的不同，流行性感冒可分為A、B、C型三種，其中各型又會有出現許多亞型。A型及其亞型，常常引起全國性或世界性的大流行，如曾經引起世界性大流行的亞洲型和香港型流行性感冒，便屬此類型。B型及其亞型亦有引發流行及散發的案例，目前也有廣泛性流行的趨勢。C型及其亞型所引起散發的病例，過去不曾有過，症狀也較輕微。然而由於各型與各亞型彼此間抗原不同，所以通常不具免疫性效果。

傳染途徑

　　感冒的主要傳染途徑就是「飛沫傳染」，而近距離接觸則往往是最容易引發互相傳染的主要情況。當然由於病毒不同，所需的傳播條件也有所不同。如果是流感病毒，可能不需要相當接近就可傳給周遭的人；鼻病毒或腸病毒則可能隨著病人的鼻子、咽喉分泌物，四散在周圍環境中，若有人因此觸摸到分泌物，會經由手傳到自己鼻腔而發生感染。

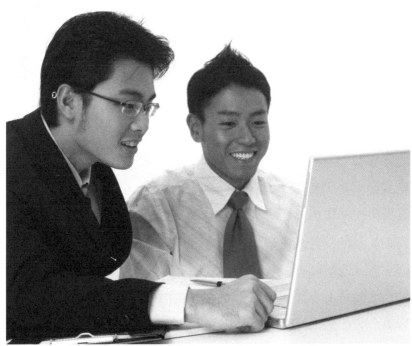

▲ 飛沫傳染屬於一種直接傳染，在這種傳染發生時，病源會先存在於病人呼吸道的分泌物中，再經由咳嗽等動作散播出來而發生感染。其發生是近距離的，大部分呼吸道感染的傳播均屬之。

研究發現，感冒病毒主要儲存、窩藏在孩子的身上，並經由托兒所、幼稚園、各級學校的孩童與學生，彼此接觸而互相傳播，它也可以經孩子帶回家裡而再傳給家中其他成員，尤其是免疫力較差的老年人及慢性病患者；當然成人之間也會彼此傳染。

潛伏期

通常在受到「感冒病毒」感染後會有一段「潛伏期」，此潛伏期會隨著不同的病毒種類略有不同，一般大約在24小時至72小時之間，也就是經由週遭的感冒者傳染而得到病毒，約1至3天後才會開始出現症狀。當然，有時若感冒病毒量較多時，也可能在短至10幾個小時後即開始發病；另外也有些病毒經過4、5天的潛伏期後才發病。

什麼是禽流感？

「禽流感」簡單地說，就是指禽鳥類的流行性感冒病毒。禽流感在過去原本只是指在禽鳥間互相傳染的流行性感冒病毒，且一般並不會輕易地傳染給人類，但近年來卻爆發了人類感染H5N1型禽流感病毒的病例，這可能就是在病毒經過變異或在人類和禽鳥的親密接觸後而發生的，因而也造成了極大的恐慌。

一般來說，A型流行性感冒病毒大致可再細分為15個不同類別，且以抗原H與N作為區分標準。在自然界中，HA有15型，而NA有9型，以往在人類間流行的流感病毒有3型，包括H1N1、H2N2以及H3N2；但在動物中則存在著各式各樣的分型，特別是在自然界的水鳥身上，帶著H1到H15的所有分型，因而也成為病毒的儲藏所。

過去人類未曾感染過禽鳥身上的流感病毒，因此病理學家始終相信，禽流感的傳播應不會直接從禽鳥類（如雞、鴨）傳播到人身上。但這個理論，在1997年時，香港發生了首宗禽流感H5N1使人致死的病例後而被推翻。

目前研究發現，「流感」可以感染各種不同的生物，其中家禽（特別是雞）又特別容易被禽流感所影響。在東南亞等地區，因人類和家禽常生活在一起，加以人類對於此類病毒又往往不具任何免疫力，這種種因素都讓大規模的禽流感病毒感染人類有著風雨欲來的情勢。截至目前已有人類感染紀錄的禽流感病毒包括H5N1、H7N7及H9N2。

感染禽流感的症狀與一般流感非常相似，包括傷風、咳嗽、發燒等，但幸好的是目前H5N1等禽流感病毒，尚無法在人與人之間互相傳播，只有直接且密切接觸禽鳥者才會從禽鳥身上受到感染。預防禽流感除了需政府單位加強相關防疫措施外，個人的預防之道就在於提高自身的免疫力，以及避免近距離接觸可疑或不明來源之禽鳥。

引發感冒的因素

第二節

在季節輪替時，由於早晚溫差變化大，因此最容易感冒生病；而在較為寒冷的秋天或冬天，身體免疫力較弱的人更是容易感冒。感冒的原因有90%是由感冒病毒所引起。身體抵抗力較差、免疫系統較弱者，如果再接近感冒的人，就特別容易被感染。喜歡低溫、乾燥的濾過性病毒，在秋天到冬天是最為活躍的時期，所以此時期特別容易罹患感冒。當然污染的空氣與污濁的空氣也是刺激呼吸器官黏膜，使人們免疫力減弱，進而促使感冒病毒更為肆虐的原因。以下我們將針對引起感冒的各項原因加以說明。

免疫力

人體的免疫系統能擔負起外力入侵時的防禦作用，但若在病毒入侵時，免疫系統因應不及，而使得病毒在體內大量地繁殖增生，此時就會引發感染而生病。因此在感冒流行的季節，要儘量避免進入空氣污濁的公共場所，並須勤於洗手、注意個

一分鐘知識

感冒經常發生於溫帶地區，雖然一年四季都有，但以冬季特別常見。而年齡層則以1至5歲的幼兒是最易罹患感冒的好發群，其次則為25至35歲的成年人，而老人是感冒引發嚴重併發症的高危險群。

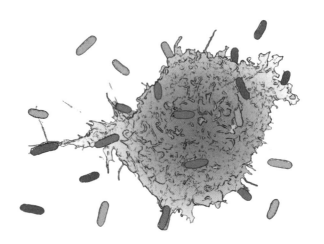

▲ 免疫系統是由特異性和非特異性細胞、組織和器官組合而成，其複雜程度令人瞠目結舌。它們的使命是在入侵者對身體造成任何傷害之前，識別並加以消滅，此圖即是免疫系統正在攻擊病毒的圖。

人衛生，更要兼顧到營養的均衡以提高抵抗力；此外良好的作息、充足的睡眠及適度運動、適當地補充維他命，以維持良好的免疫力也是相當重要的。

季節

　　有些感冒病毒特別容易在較為乾冷的季節流行，例如，流行性感冒在秋多季節就特別地活躍，因此，很多人總會將感冒和冷天氣聯想在一起。此外，天氣較冷時，大家待在室內的機會提高，人與人之間的接觸機會也增加，同時又大都門窗緊閉，傳染機會當然也就提高了。這也是在秋、多季節時，感冒患者特別多的原因。

溫度

一般觀念上總是認為，感冒與人體受到冷的刺激有關。例如，許多人會說「吹風受涼、淋雨後容易感冒」、「晚上睡覺不蓋棉被，也會感冒」，但這種說法一直以來缺乏科學的驗證。因為感冒是由濾過性病毒所引起，所以若沒有病毒的侵入，任憑再怎麼吹風受涼、不蓋棉被，也不會因此就得到感冒。然而儘管如此，卻仍有許多人對累積下來的經驗深信不疑，但比較合理的說法則是人在淋雨受涼後，會因為感覺冷或不舒服的狀態下，因而形成一種對人體的壓力，而這種壓力可造成體內荷爾蒙的改變，使得人體的免疫力及抵抗力變差，以致原本是無害於人體的少量病毒侵入，即會造成發病，引發「感冒」。所以，一般說來溫度的高低與否和感冒並無直接的關係，而是由於溫度的改變間接造成了人體的抵抗力變差而形成的。

溼度

病毒的存活會受到溫度和溼度的影響，一般在濕冷的環境中，病毒最長可生

你不應該

以為一發燒就要馬上退燒。事實上，在發燒期間，體溫升升降降屬正常現象，等到身體自我調節到正常範圍就會停止（請參見下一頁需要就診、急診的發燒過程圖示）。

存數週之久。另外，溼度過高則適合塵蟎生長，因此家中有過敏體質者（如氣喘或過敏性鼻炎患者），可使用除濕機以維持適當的室內溼度，這樣一來也可以降低感冒病毒的活性，以及預防因感冒而引發的過敏性疾病。

情緒壓力與睡眠

有實驗結果發現，那些心理壓力較大的受測者，感染感冒病毒的機率也較高。另也有研究發現，在社交上較活躍者比那些人際關係孤獨者不容易感染感冒；外向者也比內向者不容易

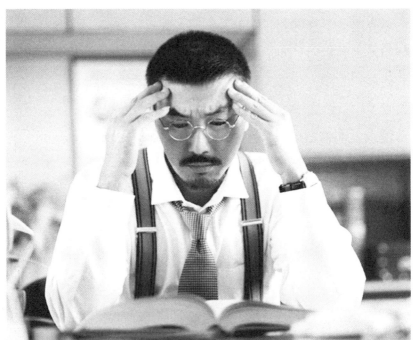

▲ 過度的壓力也是造成一個人免疫力降低的主因。經常處於高壓的工作環境、或是對自己期許過高，進而導致壓力過大者，其抵抗力自然會減低。無形中，感冒或是其他病毒、細菌感染，也會不知不覺地找上門。

感冒等。但對於情緒壓力會影響感冒的發生機率，則尚未經過證實。然而根據推測，可能是因為情緒壓力與免疫系統間有某種互動的關係，因此在情緒壓力大及長期睡眠不足的情況下，人體的免疫能力與抵抗力就會明顯下降，因而提供了感冒病毒入侵的機會，並且也是引發各種疾病的最佳時機。

擁擠的密閉空間

感冒病毒容易在人潮擁擠的密閉空間，透過空氣或近距離間的接觸而傳播。因此在感冒流行期間，幼童及免疫力較差者，應儘量避免至擁擠的公共場所或密閉式的展場等，以降低感染感冒的機會。

第三節 發燒的護理

「發燒」是一般人經常會碰到的症狀，雖然是常見的問題，但卻不可貿然服用退燒藥，而是應該找出原因對症下藥。然而究竟要如何處置及護理，才能夠做得正確、適當呢？

目前可供測量體溫的部位包括腋下、舌下、耳朵、肛門等，當然所測得的體溫，也會因測量部位不同而略有差距。由於肛門最接近身體中心點，又鄰近許多人體臟器，密合度也較高，所以所測得的體溫最高；耳溫亦接近中心體溫，但因耳道的寬窄及量測方式不正確之影響，有時量測結果會較肛溫略低；舌下溫測量時因受嘴巴開合的影響，溫度會較肛溫低；腋

 各種類似「感冒」症狀之疾病的比較表

項　目	症　狀
一般感冒	鼻塞、打噴嚏、喉嚨痛、輕微咳嗽，有時也會伴隨有頭痛、發燒的情形。
流感	高燒3～4天、劇烈頭痛、全身痠痛、嚴重咳嗽、倦怠或虛脫感；有時也會有鼻塞、喉嚨痛產生。
過敏性鼻炎	鼻塞、打噴嚏、鼻涕倒流，可能也會引起咳嗽，若鼻塞嚴重時也可能引發頭痛情形。
花粉熱	眼睛紅腫、鼻塞、打噴嚏、咳嗽。
氣喘	喘鳴聲、呼吸困難、有時伴隨咳嗽。

溫測量則僅得到皮膚表面溫度，所以測得的溫度比舌下溫還低。

以下將針對「發燒」對人產生的影響及處理來加以說明，期使每個人都能對其有所認識，並能做正確的護理，以減少因發燒所引起的身體不適與各種併發症。

發燒的定義

發燒簡單的說，就是體溫高於正常的平均值，因此若所測量的體溫高於此平均值，則大致可判定為發燒。因為人體下視丘有一個體溫調節中樞，可將人體的溫度調節在體溫功能中「臨界點（set-point）」的溫度，而使人體體溫都可維持在36～37℃之間。當然人體體溫的高低也會因人的性別、年齡，以及量測的時間而異，在不同的時間所測量到的體溫會不一樣，通常在清晨3、4點時所量的體溫最低，而隨著一天的開始慢慢地升高，並在傍晚5、6點時達到最高。

對一般的成年人來說，所謂的發燒就是指體溫超過37.8℃。而根據個別年齡的

你不應該

為了怕感冒引起併發症，想要縮短病程，快點治療好，而要求醫生「過分治療，」開猛藥、打針、住院……等。

差異，若發燒超過了某一溫度，例如不滿3個月的嬰兒，其發燒到體溫38℃，兒童為38.9℃，成年人為40℃時，就必須趕緊去看醫生。

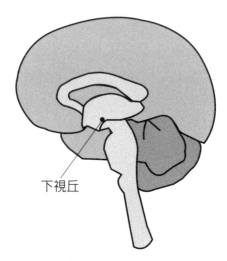

下視丘

▲ 人類屬於『恆溫』動物，也就是藉著大腦下視丘的溫度調節中樞控制。環境太熱時，藉著發汗以散熱；太冷時，則以顫抖產生熱量維持體溫。

 ## 各類體溫計測量時間及發燒標準

部　位	發燒標準	測量時間
耳溫	38℃	數秒鐘
肛溫	38℃	1～3分鐘
口溫	37.5℃	3～5分鐘
額溫	37℃	數秒鐘
腋溫	37℃	5～10分鐘

＊依據疾病管制局的發燒標準

爲何會發燒？

人體體溫主要依賴腦部下視丘的溫度調節中樞，來維持生熱與散熱間的平衡。當生熱增加或散熱減少時，則會引起體溫升高而造成發燒。發燒的原因有很多，一般大都是由細菌或病毒的感染所引起。這些會影響體溫調節中樞，因而引起發燒的物質叫「熱原」；其中又可分爲外生性，如微生物、細菌；以及內生性，如發炎反應、腫瘤等疾病，所引發的免疫反應。

事實上，可引起組織損傷的任何疾病或任何部位的細胞傷害，都有可能造成發燒。臨床上，較重要的包括感染（如感冒）、腫瘤、結締組織疾病、中樞神經系統和代謝系統病變等。

發燒對人體的影響

當然，體溫升高對人體也有一些保護作用。由動物實驗顯示，細菌的生長和毒性在高溫下相形都減弱了不少；發燒時的體溫，可以增加中性球的吞噬和殺菌活

發燒會燒壞腦子嗎？那是以前醫學不發達的年代的錯誤觀念。可能的情況是同時發燒又有抽筋的小孩，因腦部缺氧造成損傷，或是疾病（發燒是症狀不是疾病）引起腦炎、腦膜炎等而引發腦神經病變，所以不能完全說「發燒」就是燒壞腦子。

性，以及淋巴球的細胞毒殺作用。一般而言，通常發燒到某一個程度時，病人的身體會做自我調節，不會再繼續升高上去。由此可知，發燒基本上是無害的，且有益於人體對抗病毒和病菌，但需特別留意的是持續的高燒不斷。

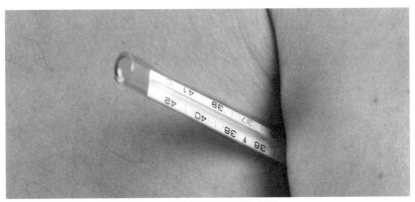

▲ 感冒因受細菌或病毒感染，很容易就引起發燒的症狀。

然而，發燒本身也會使人感覺不適。因為體溫每升高1℃，氧氣的消耗量會多增加13%，且能量與水分的消耗亦隨之增加。這若發生在有嚴重心肺、中樞疾病的患者身上，常會產生致命的危險，所以有這類疾病的患者發燒時需格外小心。

發燒時的處理

發燒是一種身體免疫功能對抗疾病的自然反應，也是身體出狀況的警訊，此時切忌不可盲目的退燒，否則可能無法了解病人的實際病情，且對於疾病的診治更是沒有幫助。正確的做法是診斷出引起發燒的潛在病因，並對症下藥才是根本之道。以下是面對發燒時可採取的處理步驟：

1.辨別原因

首先我們需判斷患者體溫升高是因散熱不良所引起的高溫，如熱痙攣或熱中暑，亦或是真正的發燒（下視丘體溫調控點的升高）。若是因為持續暴露於高溫環境及水分補充不足所引起，那麼可以適時補足水分及儘速降低環境溫度來散熱而獲得改善；但若因前述外生性或內生性因素，而使體溫調節中樞之溫度設定點上升，則在致病原因未排除前，體溫將會反覆地上升。

2.處理原則

如果是因散熱不良引起的高溫，只要增加散熱即可。但如果真的是因為感冒等疾病所引起的發燒，除了適時且正確的退燒處理外，更需做及時治療或排除原有的病因。

當然對於發燒的忍受程度每個人都不盡相同，如果病人可以忍受時，發燒本身並不一定需要馬上做退燒治療，但若是嬰兒或小孩等，自己無法正確表達難過程度，此時大人就應特別注意了。若有必要時在診斷未確定前，也可以先施予適當的

以為感冒只是小毛病，因而輕忽它的威脅。如果感冒的病毒不慎進入氣管及肺部，進而造成肺炎，引發的後果將非常嚴重，所以更須小心預防感冒轉變成肺炎。

溫度計的種類及正確使用方法

• 耳溫槍

耳溫槍的原理就是掃描耳膜後所產生的紅外線溫度，因為耳膜後的溫度與體溫中心點的之溫度類似，也是能最早反映發燒的一個部位，所以用耳溫槍量測耳溫，比起用其他的測溫方式都來得是較為準確的。使用耳溫槍時也有其應注意事項：

1. 應於每次量測完後即更換「槍頭外濾套」，才能測出較為準確的體溫。

2. 測量時需將「槍頭」深入耳內，且愈深入愈好，而用另一隻手將右耳翼上半部向上拉（1歲內幼兒）或向後拉（1歲以上），以利於耳道能伸展變直。

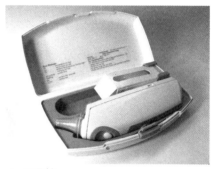

▲ 耳溫槍

3. 測量耳溫時最好在同一耳測3次體溫，再採用最高溫值。又因為左右耳所量測的溫度可能會有異，所以每次應該都要量測同一耳。

4. 耳內有阻塞物或耳垢過多、耳朵被帽子蓋住太久等情形時，都會影響測溫值。而剛游泳、洗澡後、暴露於太冷或太熱的氣溫度下，也要避免立即測溫。

5. 若覺得耳溫槍測量可能有誤，則應改用其他量測方式，以防發生誤判。

• 傳統水銀溫度計

由於傳統水銀溫度計其中含有化學有毒物質──水銀，且測量數據較不易讀取，因此傳統的水銀溫度計現已漸漸被電子的耳溫槍所取代。雖然如此，但還是有部分使用者仍繼續著，而其使用時應注意事項如下：

▲ 水銀體溫計

1.**腋溫**：測量前需先將體溫計內的水銀刻度甩至35℃以下，而後再將水銀端置於腋下緊緊的包覆住於腋下，切記不要讓水銀端與空氣接觸。需量測5至10分鐘，且測量前亦應避免喝熱水、做劇烈運動，以及有情緒激動等情形發生。

2.**口溫**：測量前亦需先將體溫計甩至35℃以下，而後將水銀端置於舌下，量測3至5分鐘。同樣的，測量前也要避免進食、進水、抽菸、做激烈運動、情緒激動及洗澡等。

●肛溫計

針對3歲以下的幼童，因其測量體溫時的配合度不高，因此大多採用肛溫計，而在測量前也要先將體溫計甩至35℃以下，並量測1至3分鐘。使用肛溫計前後都應用酒精棉球將其徹底消毒，或套上一層拋棄式溫度計套，且用過即丟，以避免感染。

●肛溫計測量三步驟

1.先上下搖晃溫度計將水銀柱歸零。

2.在肛溫計上塗抹凡士林當潤滑用。隨後緩緩插入受測者肛門。

3.測量閱讀完數據將肛溫計放入袋中，做進一步消毒或處置。

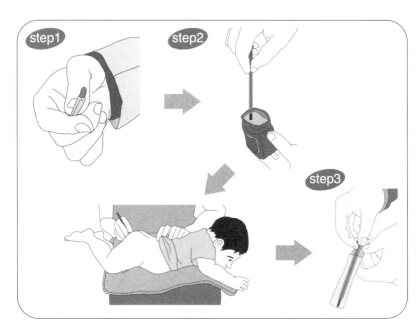

抗生素治療，但這些都需要在醫師的診斷、醫囑下施行。當然最好是能在醫師觀察、照顧下不做退燒治療，因為自然的發燒症狀對於病情的診斷，以及治療過程的評估都是有所幫助的。

3.用藥原則

對於輕微發燒（耳溫37.5℃～38.5℃）者，找出造成發燒原因的重要性遠超過於控制體溫。因為如果一直使用退燒藥來抑制體溫的升高，反而會掩飾了發燒型態所要傳達的訊息，甚至忽略了發炎現象，這是得不償失的。但若已確定了發燒原因，而要作退燒處理時，亦需遵循下列兩個原則：

• **基本處置動作**：如果只是輕度的發燒，則只需給予適當的散熱處置，如全身酒精或溫水擦拭、洗熱水澡、多補充水分及電解質、維持室內通風等即可。

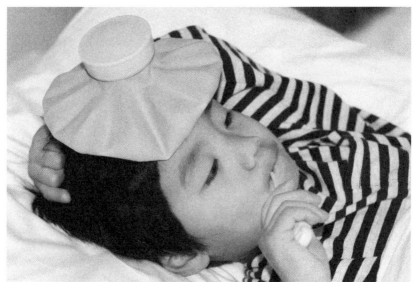

▲ 小孩有發燒症狀時，大人應特別注意，視情況做退燒的處理。

- **使用退燒藥的方式**：有的書上提到高燒應到40℃時才需要做退燒的治療與處理，但臨床上考慮到發燒所伴隨的種種不適，如冷顫、肌肉骨骼痠痛、頭痛及心理上的不安等，所以通常會設定在體溫超過38.5℃時，除了會給予上述散熱的處置外，亦可以考慮使用退燒藥物。但要提醒大家的是，退燒藥的使用除了不能影響發燒型態本身所提供的訊息外，也應注意使用後所產生的副作用。所以，要使用退燒藥，最好還是要透過醫生的診斷，或能先諮詢家庭醫師或藥師，而由其開出處方。

4.送醫時機

　　發燒是否需立即就醫，首先需要判定病人是否為嚴重的慢性病患者，或者是否伴隨嚴重的併發症而定。若發燒的病人是嚴重心肺、中樞神經系統疾病患者，或發燒時合併有嚴重的呼吸急促、喘鳴、哮吼聲、腹瀉、嘔吐、痙攣、發紺、意識不清等，即需馬上就醫。下列兩個發燒診斷過程圖，讓我們可更清楚地判斷發燒的送醫時機。

需要急診的發燒診斷過程圖示

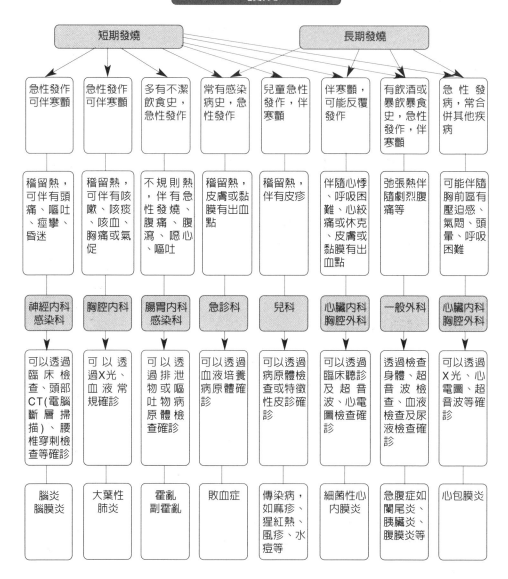

發燒

短期發燒　　　長期發燒

| 急性發作可伴寒顫 | 急性發作可伴寒顫 | 多有不潔飲食史，急性發作 | 常有感染病史，急性發作 | 兒童急性發作，伴寒顫 | 伴寒顫，可能反覆發作 | 有飲酒或暴飲暴食史，急性發作，伴寒顫 | 急性發病，常合併其他疾病 |

| 稽留熱，可伴有頭痛、嘔吐、痙攣、昏迷 | 稽留熱，可伴有咳嗽、咳痰、咳血、胸痛或氣促 | 不規則熱，伴有急性發燒、腹痛、腹瀉、噁心、嘔吐 | 稽留熱，皮膚或黏膜有出血點 | 稽留熱，伴有皮疹 | 伴隨心悸、呼吸困難、心絞痛或休克、皮膚或黏膜有出血點 | 弛張熱伴隨劇烈腹痛等 | 可能伴隨胸前區有壓迫感、氣悶、頭暈、呼吸困難 |

| 神經內科感染科 | 胸腔內科 | 腸胃內科感染科 | 急診科 | 兒科 | 心臟內科胸腔外科 | 一般外科 | 心臟內科胸腔外科 |

| 可以透過臨床檢查、頭部CT(電腦斷層掃描)、腰椎穿刺檢查等確診 | 可以透過X光、血液常規確診 | 可以透過排泄物或嘔吐物病原體檢查確診 | 可以透過血液培養病原體確診 | 可以透過病原體檢查或特徵性皮疹確診 | 可以透過臨床聽診及超音波、心電圖檢查確診 | 透過檢查身體、超音波檢查、血液檢查及尿液檢查確診 | 可以透過X光、心電圖、超音波等確診 |

| 腦炎腦膜炎 | 大葉性肺炎 | 霍亂副霍亂 | 敗血症 | 傳染病，如麻疹、猩紅熱、風疹、水痘等 | 細菌性心內膜炎 | 急腹症如闌尾炎、胰臟炎、腹膜炎等 | 心包膜炎 |

需要盡速就診的發燒診斷過程圖示

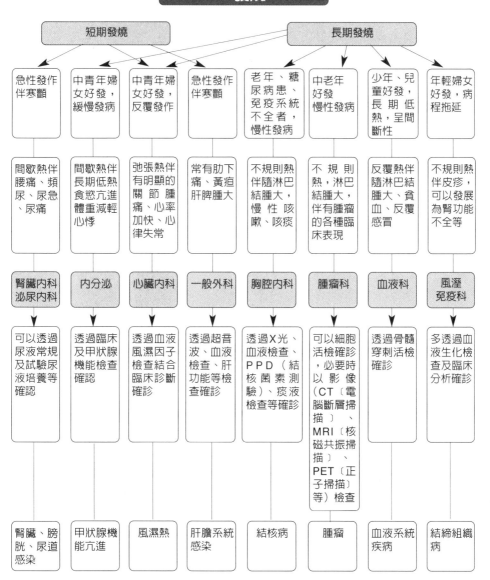

發燒

短期發燒　　　　　　　　　長期發燒

急性發作伴寒顫	中青年婦女好發，緩慢發病	中青年婦女好發，反覆發作	急性發作伴寒顫	老年、糖尿病患、免疫系統不全者，慢性發病	中老年好發慢性發病	少年、兒童好發，長期低熱，呈間斷性	年輕婦女好發，病程拖延
間歇熱伴腰痛、頻尿、尿急、尿痛	間歇熱伴長期低熱食慾亢進體重減輕心悸	弛張熱伴有明顯的關節腫痛、心率加快、心律失常	常有肋下痛、黃疸肝脾腫大	不規則熱伴隨淋巴結腫大，慢性咳嗽、咳痰	不規則熱，淋巴結腫大，伴有腫瘤的各種臨床表現	反覆熱伴隨淋巴結腫大、貧血、反覆感冒	不規則熱伴皮疹，可以發展為腎功能不全等
腎臟內科泌尿內科	內分泌	心臟內科	一般外科	胸腔內科	腫瘤科	血液科	風溼免疫科
可以透過尿液常規及試驗尿液培養等確認	透過臨床及甲狀腺機能檢查確認	透過血液風濕因子檢查結合臨床診斷確診	透過超音波、血液檢查、肝功能等檢查確認	透過X光、血液檢查、PPD（結核菌素測驗）、痰液檢查等確認	可以細胞活檢確診，必要時以影像（CT〔電腦斷層掃描〕、MRI〔核磁共振掃描〕、PET〔正子掃描〕等）檢查	透過骨髓穿刺活檢確診	多透過血液生化檢查及臨床分析確診
腎臟、膀胱、尿道感染	甲狀腺機能亢進	風濕熱	肝膽系統感染	結核病	腫瘤	血液系統疾病	結締組織病

小兒發燒照護須知

幼兒發燒時,一般都建議使用耳溫槍或肛溫計來量測體溫。而其照護方式則可分下列三種不同的發燒程度,來進行不同的護理。

1. 耳溫在38.5度以下:建議使用上述散熱處置(如全身溫水擦拭、洗熱水澡、多補充水分及電解質、維持室內通風等),以降低體溫。

2. 耳溫38.5度以上:經由醫生診斷,則可服用退燒藥。

3. 若超過是39.5度以上或無法服用口服退燒藥時:則一般可使用退燒栓劑。

一般小兒發燒的服藥的原則是:

1. 通常平時控制體溫只需依醫師指示服用喝退燒藥水。

2. 若喝了藥水半小時後仍發高燒不退,才需要使用栓塞劑。但使用栓塞劑期間不要再喝退燒藥水,以免孩子的體溫驟降太多,而且一旦燒退了就要停止再使用任何退燒藥物。

3. 小兒的退燒藥應避免使用含阿斯匹靈(aspirin)的藥物,以免發生

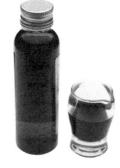

▲ 小兒發燒多半先用退燒藥水進行退燒,若體溫降下來則不需再使用栓塞劑。

雷氏(Reye's)症候群。小兒退燒藥較佳的選擇則包括普拿疼(acetaminophen)或非類固醇抗發炎藥物(如ibuprofen、indomethacin和naproxen等)。

4. 但如果發現持續高燒不退,就需馬上就醫。

你不應該

感冒都是屬於病毒感染，本身大多是良性的，只會引起身體上的一些不舒服症狀，多數都會自行康復。就一般而言，感冒也不用做特別治療，頂多就是使用一些可以減輕症狀的藥物即可。

但是對於免疫力較差的人而言，特別是小孩或老人等，則可能會引發一些嚴重的併發症，如此不但會使病程延長，也有可能造成身體的重大危害甚至是死亡，這就不得不特別注意了。以下是一些會造成重大傷害或死亡的感冒併發症，這些都是感冒時應特別預防的。

肺炎

感冒雖然是指上呼吸道感染，但嚴重時也有可能會入侵到下呼吸道，而造成肺炎。如果是因為感冒病毒所造成的肺炎，通常可以完全康復，且較少會危及性命。但如果是屬於感冒併發的細菌性肺炎，則需特別注意了，因為這種細菌感染通常比

認為施打流感疫苗能百分百地阻隔感冒的機會，然而它卻可有效減輕流行性感冒所引發的症狀，並降低罹患流感所造成的心肺併發症及死亡率。

病毒感染來得嚴重，甚至可能會變成膿胸、敗血症而死亡。

常見症狀	1發高燒、呼吸十分急促
	2持續咳嗽、深呼吸及咳嗽時會有胸痛感
	3痰液中有血絲或濃痰

急性支氣管炎

當引起感冒或喉嚨感染的病毒擴散到支氣管時，就可能引發急性支氣管炎。雖然這種病通常來的很快，但也不會持續太久。

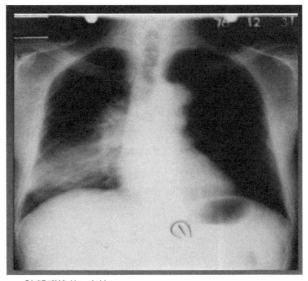

▲ 肺部感染的X光片

常見的症狀包括：

◎不斷乾咳或濕咳而咳出綠色、灰色或黃色的黏液。

◎有時還會伴隨呼吸急促，且胸腔上半部可能會產生疼痛感，尤其是在咳嗽時疼痛會加劇，有時也可能會發燒超過38℃。

急性心肌炎

心肌炎最主要是由病毒的感染所引起，一般感冒的病毒是全身散布，但是某些病毒會特別容易在特定位置大量複製。而引起心肌炎的病毒，如克沙奇病毒、腺病毒，就容易侵犯到心肌細胞，使心肌細胞受傷、損壞，因而導致心臟收縮功能減弱，甚至會使心臟的跳動受影響而導致心臟輸出量減少，嚴重者甚至會導致心臟衰竭而死亡，所以千萬不可輕忽。

如何判斷自己得心肌炎：感冒後加強注意，若有胸悶、胸痛、心悸、氣短等症狀，即應警惕並儘早求醫。

腦炎或腦膜炎

若病毒進一步侵犯到中樞神經系統，則會引發腦炎或腦膜炎。常見的症狀有：頸部僵硬、嚴重頭痛、嘔吐、食欲不振、畏光、持續高燒、昏睡或神智不清、意識混亂，最後則會變成痙攣、昏迷。當感冒後有以上症狀時，則需立即就醫診治。

急性中耳炎

　　人體的中耳藉著耳咽管與咽喉相通，耳咽管可用以平衡中耳的壓力，中耳腔的分泌物亦可藉由耳咽管排至咽喉。當感冒等引起上呼吸道發炎時，耳咽管會因組織水腫而被塞住。此時

 ## 急性中耳炎的治療於何時需以要抗生素治療？

臨床上並不是所有的急性中耳炎都應使用抗生素治療，如果孩童並未沒有發高燒，活動力良好，耳朵痛也不嚴重，同時檢查耳膜也只有充血的現象，且沒有明顯腫脹或積膿的情形現象時，就可以先觀察，而不用急著使用抗生素。

若一旦經醫師判斷須以抗生素治療急性中耳炎時，就必須遵從醫囑，按時服用約10～14天的抗生素。如果中間曾經有停止服用，而導致之後因效果不彰則必須再接受抗生素治療時，就必須重新再連續服用10～14天，才能完成徹底的療效。

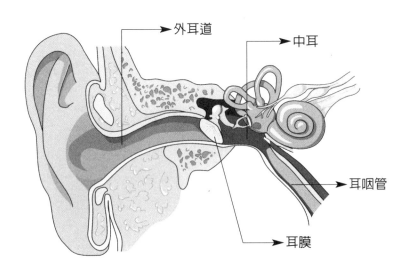

中耳腔分泌物若無法順利排出，容易造成中耳炎。急性中耳炎常發生在6歲以下的孩童身上，最好發的年齡是在6個月到3歲之間，而且大多是屬於感冒的併發症。

急性中耳炎最典型的表現就是之前有上呼吸道感染症狀（如咳嗽、流鼻水），孩童通常會突然在半夜痛醒，且伴隨耳痛、拉耳朵、哭鬧不休、發燒等症狀。一般在較小仍不會用語言表達的小孩中，大多會以拉患側的耳朵、拍患側頭或哭鬧不休來表現，並常伴有發燒的症狀。通常急性中耳炎大多會在感冒1至7天後發生，所以小孩如果在感冒症狀持續幾天後突然發燒，此時就必須特別留意是否伴有中耳的感染。

常見症狀：

◎感覺耳朵有阻塞感，感染的耳朵會有暫時聽不見的情況

◎耳朵疼痛，伴隨發燒、全身倦怠、頭痛等症狀。

你不應該

以為罹患一次感冒，一年半載內都不會被傳染！其實感冒的免疫期大約只能維持在一個月左右，因此若有人本身免疫力及抵抗力不好，那麼經年累月的都在感冒，那就不足為奇了。

急性鼻竇炎

　　鼻竇炎指的是鼻竇出現的發炎反應。急性鼻竇炎常伴隨著上呼吸道感染後而發生，且經常是在感冒3至5天後發病，尤其若兒童上呼吸道反覆的感染，或者每次感染後治療不完全，則可能使鼻竇黏膜持續發炎腫脹，造成鼻竇開口阻塞，使得鼻竇不易排膿，進而引起鼻竇炎。

　　一般而言，當感冒病患出現下列情形時，就需懷疑是否已經患有鼻竇炎，而且可能開始轉為慢性化，此時病患就必須多注意了。

鼻竇

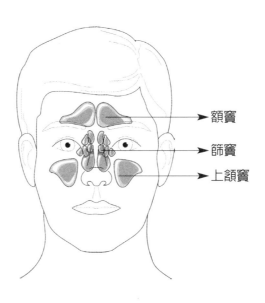

▲ 鼻竇包括額竇、篩竇、上頜竇，如果上呼吸道反覆感染，或者治療不完全，則可能使鼻竇黏膜持續發炎腫脹，造成鼻竇開口阻塞，進而引發鼻竇炎。

1. 感冒後持續性的流黃膿鼻涕達2周以上，這是屬於鼻竇炎的典型症狀，表示鼻竇內的細菌相當活躍。

2. 感冒後咳嗽達2周以上，且有鼻涕往喉嚨倒流的現象。

3. 口腔散發臭味。這是因為患者常因鼻疾，長期改用口呼吸所致，因此黏在喉嚨上部的膿液，本身會藉由口腔散發出臭味。

4. 常常感到頭部不舒服、頭痛等。

5. 眼角有膿性分泌物。

　　當病患出現了上述幾種情形時，務必要多加留意，有必要時也可至耳鼻喉科請醫師做進一步的詳細檢查，以便確診，並及早展開抗生素治療，避免演變成慢性鼻竇炎。

一分鐘知識

根據《臨床微生物學期刊》報導指出，在出現感冒症狀的人中，只有5%確定是遭到細菌感染，因此若濫用抗生素就好比是協助細菌發展出保護自己的機制，而在細菌產生抗藥性後，將可能會面臨無藥可醫之危險。

急性扁桃腺炎

急性扁桃腺炎大多發生於兒童及年輕人身上，年長者較爲少見。急性扁桃腺炎常來得十分突然，首先是發冷、發燒，隨之而來的則是喉嚨痛，甚至會產生吞嚥困

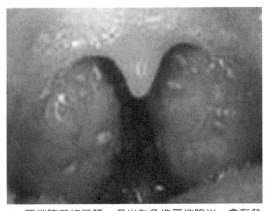

▲ 扁桃腺又紅又腫，多半為急性扁桃腺炎，會有發燒、發冷、以及喉嚨痛導致吞嚥困難的症狀。

難，尤其是兒童，常會有拒食的現象。同時還會有全身性的不適，如頭痛、倦怠、關節痛等症狀出現。

 雷氏症候群（急性肝腦性病變）

雷氏症候群為美國一位雷姓醫師（R.D.K.Reye）在1963年首度發現。1985年醫學權威期刊《新英格蘭醫學雜誌》彙整多年研究，認為雷氏症候群與使用阿斯匹靈有關，因此建議醫界應避免使用阿斯匹靈為小孩退燒。

罹患雷氏症候群的前2、3天，會出現類似感冒和腸胃炎的症狀，而恢復後在一天內會立刻出現嚴重嘔吐、抽筋、意識昏迷等症狀，其死亡率高達30%至40%。除了阿斯匹靈外，醫學界認為感染流行性感冒病毒或水痘病毒，也和雷氏症候群有關，一旦感染這兩種病毒之一，切勿以阿斯匹靈來退燒，以免併發雷氏症候群的機率加大。

急性扁桃腺炎檢查時，會發現扁桃腺此時紅而腫大，且外表被一塊塊的白色滲出物所覆蓋著。急性扁桃腺的病人，除了要按時服用醫師所開的藥物外，還需臥床休息，並攝取適當的水分，大部分的患者症狀約在7到10天後會消退，但如果發燒及全身不適現象超過48～72小時，則必須使用抗生素治療，且大多以盤尼西林類為主。

➕ 你不應該

一有感冒時，便買普拿疼與阿斯匹靈來服用。因阿斯匹靈含有水楊酸成分，容易誘發氣喘；而小孩服用則唯恐會造成雷氏症候群，因此服藥前最好諮詢家庭醫生或合格藥師。

第2篇

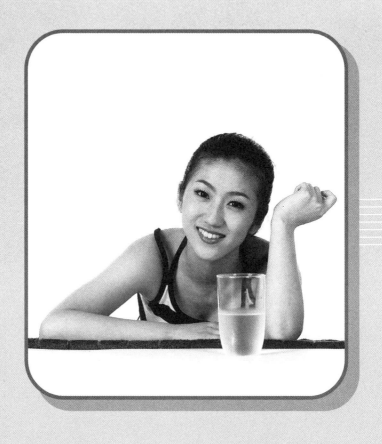

預防感冒

> 別以為只有「冷到」、
「被傳染到」才會感冒，
失眠、心情不好…等也會讓你感冒喔！

提升免疫力

感冒的原因大部分都是因為本身抵抗力不足，因而無法抵禦外來病毒的入侵，所以要預防感冒的不二法門就是增強免疫力、提高抵抗力！

就目前來看並沒有疫苗可預防一般性感冒，因此預防的最好方法就是擁有健康與正常的生活習慣及環境，例如，要有均衡的營養、足夠的睡眠及適度的運動。因此平時就可以藉由運動來增強體力，除提高對疾病的防禦力，也可提升對氣候變化的適應力，進而達到預防感冒之目的。這些方法說來也許很簡單，但做起來可不是那麼的容易！

至於預防流感的好方法就是施打流感疫苗，不但可減少罹患流感的機會，更可於患病後使症狀減輕，以及減少併發症的機率。

因此，想要預防感冒，最重要的就是增強免疫力、避免病毒感染。以下提供幾個預防可行的方法。

正常的生活作息

首先需要有充足的休息和睡眠，因為免疫功能的下降與睡眠不足，以及身體太勞累有關。當然，也不一定要睡滿8個小時才叫做充足，可視個人的狀況而定，只要早上睡覺醒來後，覺得精神舒暢飽滿就可以了。平常工作壓力太大或負荷太重

時，就需適時的做些調整。切忌熬夜，因為當生活作息不正常時，體內負責對付病毒與腫瘤的T細胞，數目就會減少，當然生病機率也就隨之增加了。

均衡的飲食

據研究顯示，維生素B群與人體內的抗體、白血球的產生有關。而維生素B群主要存在於牛奶、蔬菜、肉類及全穀類的食物當中。至於蛋白質則是構成體內抗體、白血球與補體的主要來源，因此可適度的攝取高蛋白質食物，如蛋類以及各種乳製品等，也是提升免疫力不可或缺的食物來源。

總之，要提升身體的免疫力，在營養的觀點上就必須攝取各類食物，使營養能夠均衡，進而促使免疫系統功能的提升。另外，亦可每天補充下列營養素，亦有助於營養方面的補充與加強。

1 每天食用適量的維生素C

對一般人而言，每天補充適量的維生素C，除了可避免維生素C的缺乏外，又

可增強抗病的能力。以目前的建議認為，每天服用200～400毫克維生素C，不僅可預防某些慢性疾病，如胃癌、食道癌等，還能提高自身抵抗力，達到預防感冒之目的。

服用維生素C時要嚴格按照指示服用，切勿隨便增加劑量。其實就我們每天的飲食中，如蔬菜、水果等，其中就含有大量的維生素C，且已可供給大部分所需的份量，只有極少數才需要以藥物來補充。

醫生建議：補充維生素時，最好從天然食物中攝取，但不能過量。以下列舉常見含維生素C的蔬果：

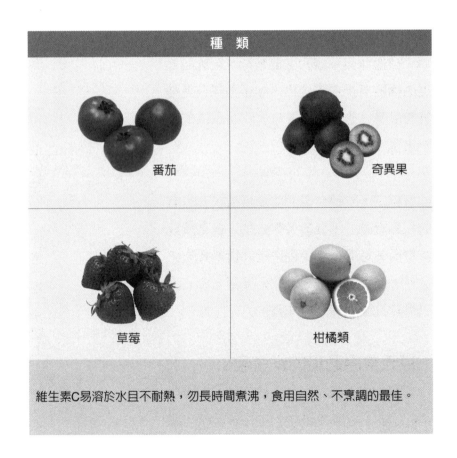

種　類	
番茄	奇異果
草莓	柑橘類

維生素C易溶於水且不耐熱，勿長時間煮沸，食用自然、不烹調的最佳。

2.每天補充200（IU）國際單位的維生素E

根據美國對老化的研究顯示，超過65歲的老人，每天服用維生素E達八個月後，其免疫系統的反應明顯改善了，且甚至回復到相當於40歲左右的狀況。因此，每天吃200（IU）的維生素E，就可加強對抗傳染病原的能力。

保持心情愉快

樂觀的態度與心情是讓免疫系統維持最佳狀況的不二法門，這在面對著重大壓力的情形下尤其特別重要。因為心情愉快能強化人體免疫功能，對於預防感冒具有著無形中的作用。一項美國加州大學針對法律系學生的研究發現，愈樂觀積極的學生，其體內免疫反應的T細胞，比悲觀消極的學生來得多，而負責對抗病毒與腫瘤的T細胞也來得較為活躍。因此可知，心理因素確實會影響到個人的心理反應。

適當的運動

除了生活、飲食與心理等多方面的配

合外，預防感冒的方法中，最重要的就是平時要有適量並持續不斷的運動，如散步、爬山、跑步、騎自行車、打球、練瑜伽等，均可提高身體的抵抗力，以防止感冒的產生。根據美國阿帕拉契州立大學的三項研究指出，每週5天且每天運動30～45分，在持續了12週後，其免疫細胞數目將會增加，而抵抗力也相對的提高。當然，太過激烈的運動或運動時間過長，身體反而會製造一些抑制免疫系統活動的荷爾蒙，因此，運動只需適量即可，切勿過量。

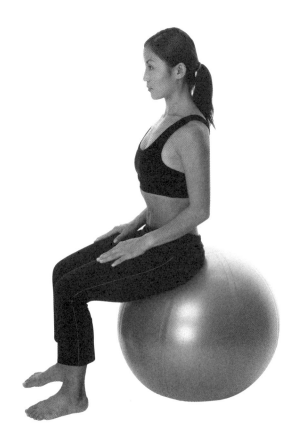

▲ 平日保持運動習慣，不僅可強身還能增進身體免疫力，一舉兩得。

第二節 減少接觸感染源的機會

感冒大多是經由飛沫傳染，若能避免吸入這些病毒，就可以避免感染。此外，感冒也會經由人與人之間的接觸而傳染，因此，在生活上須多加注意下列事項，以減少感染的機會。

避免用手摸眼鼻的動作

如此一來，將可減少以手接觸環境中的感冒病毒後，又因摸眼鼻，造成病毒進入體內複製而致病。

戴口罩

感冒流行期間出入醫院或公共場所需戴上口罩，如此可減少因飛沫傳染而感染病毒的機會，又可以減少不經意以手摸口鼻的機會。

勤洗手

根據研究指出，感冒的病毒細菌會停

你不應該

以為感冒不宜運動，最好在家好好休養；或認為運動一下、流個汗、排出毒素可治好感冒。究竟感冒可不可以運動？事實上，沒有標準答案。請依自己的身體狀況來定，儘量避免劇烈運動，直到痊癒後再慢慢恢復運動。

留在皮膚表面達3小時之久，這種暫時性的病毒多是經由皮膚接觸而附著，並增加病從口入的機會。但是，這類暫時性細菌很容易被肥皂清洗掉。一般生活中，我們以肥皂加清水互相搓洗雙手超過15～30秒鐘，並特別留意手指與指甲縫的清潔，就可消除90%以上的各種附著在皮膚表面的暫時性病菌。

所以當你回到家中，立即用肥皂洗手或是做身體的清潔工作，就可以有效的杜絕感冒！經常洗手是養成良好的個人衛生與飲食習慣的重要基本程序，除了能保護個人預防各種感染，也是預防感冒很重要的一環。

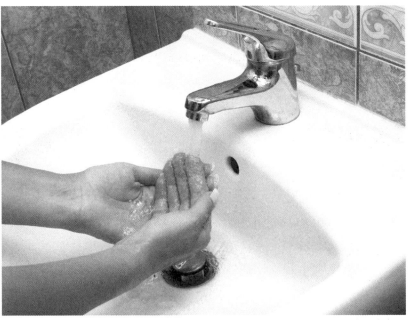

▲ 勤洗手可把附著在皮膚上的細菌清洗掉，是預防感冒及杜絕感染的最佳方法。

清潔消毒

除了平時的清潔外，每隔一段時間，也可用消毒劑（清潔劑）擦拭手常會接觸到的物件，如門把、餐桌椅等，能有效的殺死附著於環境中的病毒。

感冒流行期間減少出入公共場所

在感冒流行期間，一些公共場所及人多的地方，因出入份子較複雜，致使病菌相對的增加，因此被感染的機會也就較大，所以最好能儘量減少進出這類地點。尤其是小孩、老人等免疫力較弱，在感冒流行期若能減少至人多的地方，便可減少感染機率。

正確的洗手方式

洗手是提高個人衛生，預防傳染病最簡單及最有效的方法，在SARS流行期間，衛生單位更是大力提倡洗手的重要性。許多人花錢嘗試各式各樣提高免疫力的偏方，卻忽略了這一簡單、有效又能自保的良方。醫院中一些院內感染控制都還是從洗手起，洗手是預防A型肝炎、桿菌性痢疾、傷寒、腸病毒，乃至於近期流行的SARS等傳染病最重要的程序。

美國微生物學會曾針對一項8000人的電話調查訪問，發現絕大多數的民眾（95%）都表示他們上完廁所後有洗手；不過當研究人員實地在公廁中的調查卻發現，只有67%的民眾上完廁所後真的有洗手。

• 依國內另一項研究資料顯示：
　1. 草率的洗手方式，尤其是洗手後將手上多餘的水用衣服擦乾，測得洗手後殘留的菌數不減反增。
　2. 依正確的洗手方法（濕搓沖捧擦）洗手，有用肥皂比沒用肥皂手部所測得之殘餘菌數要少。

• 何時需洗手
　一般建議洗手的時間為如廁後、進食前、咳嗽及打噴嚏後、處理食物前、摸完寵物後、處理過排泄物或呼吸道分泌後、從外面返回住家或辦公室時、及任何時候手髒時。一天最好能洗手十次以上，常保清潔衛生。

• 正確洗手方法包含下列五個步驟：
　①濕：在水龍頭下把手淋濕，包含手腕、手掌和手指均要充分淋溼。
　②搓：雙手擦上肥皂，搓洗雙手之手心、手臂、手指、指尖、指甲及手腕最少20秒。
　③沖：用清水將雙手徹底沖洗乾淨。

④捧：因為洗手前開水龍頭時，手實際上已污染了水龍頭，故捧
　　水將水龍頭沖乾淨，或用擦手紙包著水龍頭關閉水龍頭。
⑤擦：以擦手紙將雙手擦乾。

- 洗手的注意事項：
①最好使用溫水：攝氏38～42度的溫水比冷水較有清潔效果。
②去除手部首飾：如手上戴了戒指，會使局部形成一個藏污納垢
　的特區，難以完全洗淨。
③要使用肥皂：效果比單獨用水洗要好得多。
④時間30秒：全部的洗手時間至少約需30秒，如此才能達到有效
　的清潔。
⑤沖洗乾淨：在整個沖洗過程中，雙手須保持比較向下的姿勢，
　以避免水逆流回手肘部位。
⑥使用擦手紙：最好不要使用毛巾，因毛巾容易潛藏細菌，易將
　洗淨的雙手沾上細菌。擦手紙使用完暫勿丟棄，可用來關閉水
　龍頭或開門，避免剛洗淨的手又碰觸物品表面，進而沾染細菌
　或病毒。
⑦指甲須減短：洗手不能忽視容易沾染病菌的指甲、指尖、指甲
　縫及指關節等，指甲縫並須隨時保持清潔。

（資料來源：台北市衛生局）

第三節 使用抗病毒藥物或接種流感疫苗

引起感冒的病毒有很多，因此並沒有單一的作法可用來預防所有的感冒。雖然已有流感疫苗可預防流感，但因爲流感病毒容易變異，所以若想用疫苗來預防所有類型的流感亦不可行。如果流感已經發生大流行，尚未接種流感疫苗者，可以在流行期間固定使用抗病毒藥物，也會具有預防的效果。但目前醫界也擔心，大量使用抗病毒藥物，可能會使身體產生抗藥性。因此若使用抗病毒藥物來預防流感，則必須經由醫師小心評估並開立處方，切勿自行購買使用。

當然，流感疫苗是預防流感的最好方法，只是流感疫苗是根據專家預測每年可能流行的幾種流感病毒而製成，並非針對所有的流感病毒，更遑論是其他會引發感冒的病毒了。因此，並不是接種流感疫苗之後就不會感冒，只能說確實可以大幅降低感染流感的機會，並減輕流感所造成的症狀。而國內外許多大型研究也已證實，大規模施打流感疫苗的政策，可有效降低因罹患流感所引發之心肺併發症的發生率及死亡率。

雖然流感疫苗是很好的預防方法，但接種疫苗本身亦有其一些相關規定及時機點，當然也會有其副作用，而這些都是我們必須加以認識的。

接種時機

流行性感冒疫苗在接種後約2～3週，才會產生足夠的抗體，以用來抵抗病毒的感染。流感大約都是在每年冬季開始流行，所以接種的最好時機約為每年10月到12月期間，或是要到流感疫區前的2～3週。

接種年齡及方式

嬰兒出生滿6個月以上即可接種，若6個月到未滿8歲的小孩未曾接種流感疫苗者，須連續接種兩劑，且兩劑須間隔1個月；而8歲以上則只需接種一劑。每次接種的流感劑量，都須經由醫師依據疫苗廠牌及受接種者之年齡做評估。流行性感冒病毒幾乎每年都有突變種，所以疫苗的有效期為1年，也因此才會需要持續每年都接種。

接種對象

健康成年人在注射流感疫苗後，疫苗

的保護效力大約在60％～90％之間，即使不幸仍罹患流感，症狀也不會那麼嚴重，而且也較容易痊癒。一般建議有下列情況者應優先接受流感疫苗：

① 年齡大於50歲。
② 有慢性疾病者（如癌症、慢性肺臟、心血管、新陳代謝、腎臟、血液、免疫疾病病患）。
③ 養護中心的居民。
④ 6個月～3歲的嬰幼兒。
⑤ 短期內將到國外（尤其是流感疫區）旅行者。
⑥ 希望降低流行性感冒發病者。

副作用及禁忌

流行性感冒疫苗的副作用很少且大多很輕微，包括發燒、注射部位疼痛，且通常會在1～2天內消失。其中約有四分之一

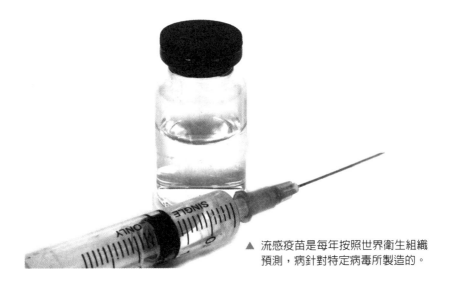

▲ 流感疫苗是每年按照世界衛生組織預測，病針對特定病毒所製造的。

至二分之一的接種者會出現局部注射部位的副作用，1%～2%會出現發燒等全身性反應；就疫苗來說，算是既安全又有效的疫苗。但也有下列少數情形為接種流行性感冒疫苗的禁忌：

① 6個月以下的嬰兒不予以接種；並不是本身會增加副作用，而是因為6個月以下的嬰兒注射流行性感冒疫苗後，所產生的抗體反應不佳。

② 對雞蛋過敏者。

③ 已發燒或急性疾病患者。

④ 過去注射流感疫苗後曾發生不良反應者。

⑤ 一般懷孕者並無接種流感疫苗之禁忌，但會建議孕婦在妊娠中後期才適合接種。至於懷孕者是否可接種，仍需由醫師評估會較為妥當。

⑥ 其他經醫師評估不適合接種者，則不予以接種。

旅行中如何預防感冒？

旅行中最容易罹患感冒，而感冒又是百病之源，若沒及時改善病情，這趟旅行的樂趣恐怕就泡湯了。以下提供幾個計劃出國前的注意事項，希望能讓每一趟旅行都有美好的回憶。

你準備好了嗎？
□瞭解目的地的溫度與白天和夜晚間的溫差
□準備感冒藥及相關小藥包
□ 不管目的地的溫度如何，因為要坐飛機及坐車，出發前要準備一件薄外套或是禦寒衣物，隨身帶著或採用多層次、好穿脫的穿法。這樣一來，不論坐交通工具、或進旅館前絕對用得上。

若不幸患了感冒，除了應用本書提供的自然療法外，在此提供一個隨時隨地可用的簡單按摩法：

‧雙手指揉按「迎香」、「太陽」、「風府」各穴。每穴三分鐘，力度適中。

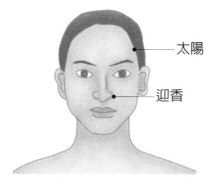 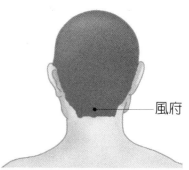

‧雙手摩擦生熱後，用手指擦鼻翼、揉眼球、按眼框、捏頸、梳頭各一分鐘，最後用手掌根推「湧泉穴」，雙手交替各200次，做完後喝一杯溫開水，好好地睡一覺。

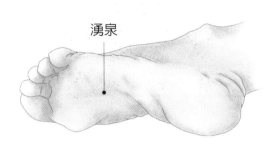

湧泉

第3篇

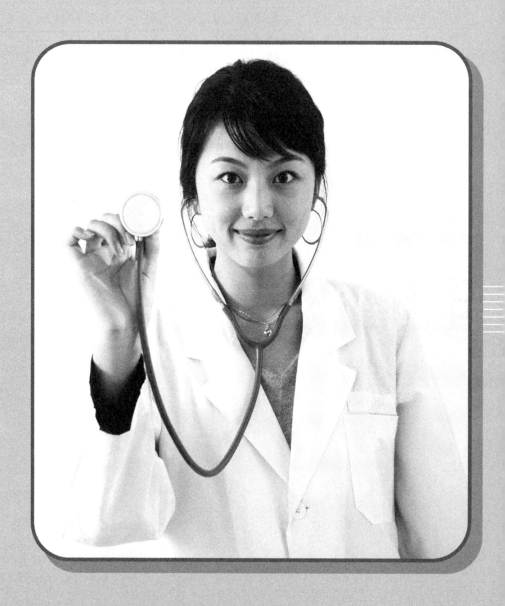

中西醫治療法

> 中西醫對感冒各有不同的見解，
  可選擇適合自己的方法，
  有效地治療所患疾病。

第一節 需不需要看醫生？

　　感冒目前並無治療的特效藥，加上感冒大都有自癒的傾向，所以很多人會認爲感冒不一定要看醫生，但這個說法只對了一半。因爲感冒一旦症狀嚴重時，身體會感覺很不舒服，而且有時感冒若沒有處理好，還可能會引起嚴重的併發症，所以即使是健康的青壯年，也切忌把感冒視爲小病而掉以輕心。

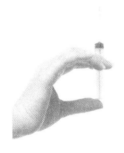

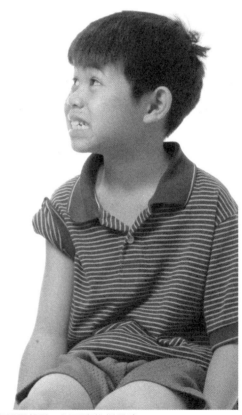

▲ 感冒症狀若持續一個禮拜，就應趕緊就醫，以免產生併發症。

一般而言，如果感冒症狀持續超過一週都不見好轉，或是出現了下列症狀時，都會建議應該趕緊就醫，因為這很可能是受到了其他細菌的感染，或者得到的並不是呼吸道方面的疾病，而是其他的併發症，而這都需要靠醫生確診，並做進一步的治療。

出現的症狀	①發高燒超過4天以上。
	②咳嗽得很厲害且伴有濃痰，或者痰有顏色、血絲。
	③呼吸時感到胸痛或覺得呼吸困難。
	④耳朵疼痛或臉部腫脹。
	⑤嚴重的喉嚨疼痛，且從嘴巴往咽喉看時，喉頭或扁桃腺部位呈現有白色或黃色分泌物。
	⑥出現綠色或黃色的鼻涕，或臉頰、額頭部位有疼痛感。
	⑦頸部僵硬或意識混亂不清。

　　當然，醫生診療感冒病人的首要任務並不在於檢查感冒本身，而是在察看病者罹患的是否為真正的感冒，是不是另有急需特殊治療的併發症。

　　此外，需要提醒父母的是，如果幼童所出現的症狀比一般感冒來得嚴重，就要特別注意了。因為幼童通常無法正確表達自己的症狀，所以此時就需要長者特別觀察孩子的活動力、食欲有沒有明顯變化。即使孩子並沒有發高燒，但其活動力不佳、食欲也不好，且會無理由的哭鬧、不安，此時就必須要特別留意；若症狀沒改善，就應趕緊就醫。

第二節　如何紓解不適症狀

　　單純的感冒並不需要特別用藥就可以自癒，但是現代人因工作繁忙、壓力大，有時會難以忍受一些不適的感冒症狀；此時，可由醫生或藥師依情況給予藥物，來緩解一些不適。此外，若有前面內容所提及的嚴重併發症，或上述的嚴重情形時，一定要就醫並接受專業的診斷及治療，如此方可對症下藥，從而舒緩不適症狀。

感冒一定要吃藥？

其實很難一概而論，必須視感冒的症狀嚴重與否，以及每個人對疾病的耐受力而定。況且目前很多感冒病毒都尚未有公認的有效抗病毒藥物，只有一些可以減輕症狀藥物。因此如果感冒沒有發燒，只是身體輕微怕冷、發熱或不舒服；亦或是有鼻塞、或鼻涕，但僅為清鼻水；或咽喉乾痛微癢、輕微咳嗽，聲音可能沙啞，但胃口精神皆尚可；或是有點頭痛或頭暈，但不影響日常生活或工作等；像這樣多是一般的感冒症狀，則可暫時不必急於吃藥，只要多補充營養及水分、多休息及睡眠充足、心情放輕鬆等以提高免疫力，那麼感冒便可不藥而癒。

反之，如果發燒持續3、4天以上，咳嗽得很厲害甚至有哮喘鳴聲、耳朵疼痛、全身肌肉痠痛、異常倦怠，壓臉頰或額頭時有明顯痛覺等，或任一感冒症狀超過10天仍未緩解，那可能不再只是單純的感冒，此時一定要就醫診治及服藥。

非藥物治療

對於輕微的感冒，可以採取非藥物治療的方式，其中包括以下幾點：

① 臥床休息、保有充足的睡眠。

② 多喝水。

③ 戒菸、戒酒：感冒會是戒菸及戒酒的大好時機！

④ 若出現腸胃不適的症狀，則飲食應減量並儘量清淡。

⑤ 保持室內通風和一定的溫度、溼度。若室內溼度大，則容易助長感冒病毒的繁殖，但溼度變化太大又容易引發氣喘患者發病，所以首要之務就是維持適當且恆定的室內溼度。至於室內溫度則以感覺舒服且恆溫為原則。

⑥ 減少出入公共場所及耗費體力的活動。

藥物治療

雖然感冒藥物種類繁多，但是並無所謂的特效藥，且其主要作用大都只是在於症狀治療，以減輕不舒服的情況罷了。一般人自行購買感冒成藥時，根據的就是其所產生的症狀，所服用的往往都是屬於複方成分的成藥。又因為一般治療感冒的複方成藥，常常把治療所有症狀的藥物都混合在一起，所以就會包含一些不必要的成分，而那些不必要的成分不但對當次感冒的症狀無效，反而容易增加引起副作用的風險。因此除非症狀

明顯且病症確實，否則切忌亂服用成藥，若以藥物治療也需經過醫生診斷，並由其開出處方箋，再持處方箋去購買藥品服用。一旦症狀消失就應馬上停止服藥，並記住切勿長期服用感冒藥。

服用成藥須知

很多人一碰到有感冒症狀時，就會自行到藥房去購買成藥治療，但這並不是一種值得鼓勵的作法。因為也有一些類似感冒的症狀，並不一定都是由感冒病毒感染所引起的，也有可能是其他的併發症及疾病，而那並非是一些感冒成藥可以治療

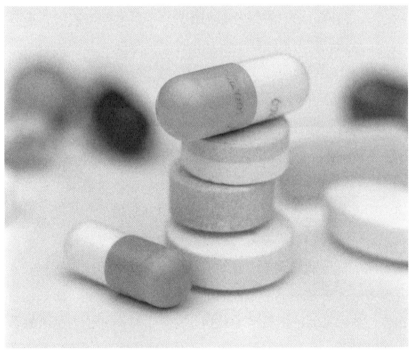

▲ 多數人感冒習慣到藥房買藥來吃，但流感與重感病患須經醫生開立對症藥方，才能有效治療病程。

的，如此一來只會延誤治療的時機。

目前坊間所使用的感冒藥不論中藥或西藥多為複方，也就是有2到4種以上的藥物組合而成。因此，建議民眾在選購藥物時，應先瞭解藥物成分，然後再依照自己的主要症狀，選擇合適的感冒藥，如此將較能達到良好的療效，也可避免服用了不必要的藥物成分。

1 一般感冒症狀的適用藥方

以下為一些感冒症狀的適用藥方，希望能有助於大家謹慎用藥。

- 若感冒主要表現為鼻塞、流鼻涕、打噴嚏等症狀，但沒有發燒，則可選擇含富爾敏和苯丙醇胺的感冒藥，將可有效緩解上述症狀。
- 如果是屬於重感冒者，除鼻子及上呼吸道症狀外，還可能伴有咳嗽及發燒症狀時，則可選擇含富爾敏、麻黃鹼等收斂血管的藥物，以及含有撲熱息痛、右美沙芬等退熱、止咳成分的藥物。
- 對流感病人而言，則可由醫師開立抗病毒藥物，並在發病早期（48小時內）服用，除可減輕感冒症狀外，還可有效縮短流感病程。

2 購買成藥的注意事項

一般若要自行購買成藥以緩解輕微的感冒症狀，則需遵守下列幾項原則。

① 確定只是普通感冒：如果確認只是單純感冒，症狀並不

嚴重，那麼可以自行購買成藥服用，但如果是其他病症或是已有併發症，則須就醫治療。

② 需在合格的藥局購買合格藥品，且購買前最好能依症狀諮詢合格的藥師，以選擇合適之藥品。（最好是選擇全民健保特約藥局，如此一來將有衛生單位及健保局的雙重認證把關。）。

③ 使用成藥前務必先閱讀藥品仿單，或是請教家庭醫師和家庭藥師，若有問題時應馬上反應，千萬不要忍耐或拖延。

④ 選購感冒成藥最好只選擇可解除咳嗽、多痰、鼻塞、流鼻水、頭痛、發燒等症狀的成藥，若有無法解釋或持續的症狀發生時，就必須立即就醫並停止用藥。

⑤ 非經醫師處方，絕對不要任意購買抗生素，以免濫用抗生素因而產生抗藥性，而使得病情更加複雜。

3 特殊身體狀況的人應更慎選感冒藥

孕婦、小孩及老人的身體狀況和一般人是不太一樣的，因為他們有特殊的狀況，因此選用感冒藥必須更加小心及留意。

• 孕婦一定需要慎用感冒藥。如果懷孕前3個月感冒，但並沒有發燒症狀或是嚴重到影響生活作息，此時可以多休息、多喝水，盡量不要使用藥物；若是哺乳期間亦需小心選用感冒藥，以避免影響乳汁分泌或是影響到新生兒。如果有任何用藥的疑問，亦可以請教醫生或藥師，千萬不要自行隨意購買感冒成藥服用。

• 對於感冒的小孩和老人，則建議盡量不要自行服用成

藥。對於孩童來說，部份藥物可能會引發生雷氏症候群，某些抗生素可能會對發育中的孩童造成傷害，所以使用抗生素、阿斯匹靈時需特別小心。以小兒感冒病患而言，最好是選擇兒童專用之感冒藥，因其劑型、劑量及口感等都較適合兒童，副作用亦較小。老人肝腎代謝功能較差，且常會合併多種慢性疾病，又可能會合併服用多種藥物，所以使用藥物的劑量常需加以調整，並需要注意與原使用藥物間的交互作用。因此，老年人感冒時若自行服用成藥可能會有危險。

 感冒時是否該吃抗生素？

感冒的真正禍首是病毒，並非是細菌；抗生素一般是用來對抗細菌，並無法殺死病毒。那麼，究竟什麼狀況才會用到抗生素呢？一般來說，抗生素是用於治療感冒的併發症。因此，只有在感冒併發了細菌性中耳炎、鼻竇炎、肺炎等情況時，才需要使用抗生素。

此外，使用抗生素時也必須要注意藥物的禁忌症與適應症。一般常見的禁忌包括四環黴素，其不可使用於8歲以下之幼童，以免影響到牙齒、骨骼的發育；至於孕婦也不可使用四環黴素，以免影響胎兒發育。另外，蠶豆症的患者亦應避免使用磺胺類的抗生素，以免引起溶血性貧血。

使用抗生素常見的副作用有皮膚紅疹、腹瀉等，若曾對某種抗生素產生過敏反應者，則應避免再重複使用。此外，由於抗生素會產生抗藥性，因此一旦醫師認為有必要服用抗生素時，一定要遵從醫囑按時服藥，並服完整個療程；切不宜自行停藥，以免產生抗藥性，而造成往後無藥可用的更大問題。

臨床上常使用的感冒藥包括以下四大類

藥物種類	作用	注意事項	常見藥物
解熱鎮痛藥	退燒，緩解頭痛、肌肉痠痛、喉嚨痛、聲音沙啞等。	1.飯後服用：這類藥品大多會刺激胃黏膜，而引起胃部不適（普拿疼除外，普拿疼不傷胃黏膜，但不具消炎作用），增加潰瘍的發生率，因此這些藥物均需於飯後服用。 2.注意有無過敏反應：有些人在服用含某種非類固醇類解熱鎮痛成分的藥品後，易引起過敏反應，此時應避免再使用同種藥物；但若是使用他種消炎陣痛藥品時也應小心使用，看診時必須先向醫生說明自己對哪些藥物有過敏經驗，以避免再次發生嚴重過敏反應。 3.小孩發燒使用退燒藥和塞劑時，應遵照醫師指示使用。 4.小孩因感冒發燒時應避免使用阿斯匹靈。	非類固醇類解熱鎮痛劑（如ibuprofen、indomethacin、naproxen等）、阿斯匹靈（aspirin）、普拿疼（acetaminophen、panadol、scanol、tinten）。
抗組織胺藥品	抗過敏、緩解流鼻水、鼻子癢、結膜癢、皮膚癢等症狀。	1.此類藥品第一代大多會引起嗜睡、口渴及腸胃不適等情況，故服藥期間應多喝開水並於飯後服藥；同時要避免駕駛或從事需專注精神的工作。另外，有些孩童會有冒冷汗、煩躁不安的反應。 2.此類藥品第二代較不會引起嗜睡副作用，但部分藥品若使用過量或與紅黴素、部分抗黴菌藥物、葡萄柚汁等共用，則會影響藥物代謝，可能引發嚴重的心律不整，所以此類藥物需由醫師開立處方後使用。	1.第一代此類藥品如：Incidal、Tephorin、Periactin、Polaramin、Benadryl等、 2.目前較常使用的第二代抗組織胺藥品包括：Loratadine、Cetirizine、Fexofenadine及Azelastine等。

78

藥物種類	作用	注意事項	常見藥物
緩解鼻黏膜充血藥品	選擇性鼻黏膜血管收縮、緩解鼻塞、減少鼻涕的產生。	1.因為此類藥品常會引起失眠、心悸、血壓上升、排尿困難等情況，所以需避免睡前服用。 2.有高血壓、青光眼、甲狀腺亢進及攝護腺問題的患者，更應小心使用。 3.此類藥物之心血管副作用大（尤其是PPA，屢有腦出血之病例報告），使用前務必諮詢醫生及藥師。目前國內外衛生主管單位均已在討論是否要禁用PPA的問題。	麻黃鹼(Ephedrine)、苯丙醇胺(PPA)等。
鎮咳祛痰藥品	鎮咳、化痰	1.鎮咳藥的作用是抑制咳嗽中樞神經，致使病患止咳。 2.祛痰藥的作用就是降低痰液的黏稠性，讓痰液容易排出，進而減少咳嗽的症狀。 3.較小的幼兒及氣喘患者應儘量避免使用鎮咳藥，因為咳嗽被抑制後會使痰液的排出減緩，反而會得不償失。	1．咳必清（Pentoxyverine、Toclase）、含甘草（Glycyrrhiza）之複方咳嗽藥水、右美沙芬（Youmeishafen、Dextromethorphan）等，可用於呼吸道炎症引起之咳嗽症狀。 2.必嗽平（Bisolvon）、卡玻西典（Carbocysteine）等，可用於呼吸道分泌物黏稠不易咳出者。

注意 使用上列藥物時，請先諮詢合格藥師或醫師

第三節 中醫療法

　　對於感冒，中醫古籍中曾提到「感冒風邪，發熱頭痛，咳嗽聲重，涕唾稠粘」，其充分形容了感冒的症狀。事實上，在中醫文獻的記載中，受涼、傷風、都可算是感冒的同義詞。古人認爲感冒的主要病因是以感受風邪爲主，同時也與人體正氣的強弱有關，也就是說感冒可分外因、內因二部分。外因主要是指因病邪侵襲；內因則指體表疏鬆，無法抵擋病邪。

　　傳統中醫認爲，四季運轉有常規可循，而所謂春溫、夏炎、秋涼、冬寒，就是正常的四季氣候；但有時也會有突變的氣溫，中醫則稱之爲四時不正之氣，也就是所謂的「邪氣」，容易讓人感冒生病。這與西醫所說的，在氣候變化時容易感冒的說法有些吻合。

　　進一步來說，中醫還有所謂風、寒、暑、濕、燥、火「六氣」之說，即所謂六種不同的氣候變化，這也是人類賴以生存的必要條件。但是當氣候急驟變化，超過了人體調節機能的一定限度，或者由於人體的調節機能失常，無法對外界變化作出適應性的調節時，六氣就會成爲致病因素；而在這種情況下的六氣就稱「六淫」，又稱爲「六邪」。六淫病邪均由外而入，大多與季節氣候、居住環境有關，如春季多風病、冬季多寒病、秋季多燥病、夏季及高溫作業中暑、居住潮濕易感濕邪等。

六淫與六氣

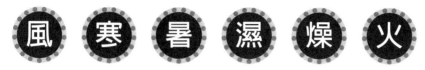

風　寒　暑　濕　燥　火

▲ 多正常的六氣不會使人生病，只有在環境、氣候異常變化，或人體抵抗力下降時，「六氣」才會成為致病的「六淫」。

　　一般來說，六淫可單獨作用於機體而致病，也可2、3種邪氣同時侵襲人體致病，如風寒感冒、風熱感冒、濕熱黃疸、風寒濕痹等；而且彼此間可互相轉化，如風寒不解入裡化熱、熱邪不解耗傷津液可化燥、熱極生風等。因此，對於感冒的治療，也須先做診斷分型，才能對症治療。

 什麼是「虛不受補」？

虛不受補是指虛弱的病人服用了補藥後，病痛不減，反而加重或出現了口乾、舌焦、煩躁、夜不能寢、虛火上竄、消化不良、腹脹等一系列的不良反應。出現這種情況的原因有兩種，一是由於有些脾胃虛弱的病人，平時消化、吸收功能已不健全，而許多補藥，特別是一些補血和補陰的藥（如驢皮膠、熟地等），質地又大多較滋膩，且不易被吸收，因此容易阻滯胃腸功能而出現脘腹脹滿，食少納呆等症狀。

二是一些陰虛病人（如患了肺結核、肝炎等疾病之後），由於體內陰液素向來不足，而許多補藥，尤其是補氣和補陽的藥物（如人參、鹿茸等），大多能使人體功能亢盛，因而更使原有的陰虛症狀，如口乾、煩躁、失眠、小便黃赤、大便秘結、鼻出血等更加重。因此，進補時，應先辨明虛症的不同類型，再分別選用益氣、助陽、滋陰、養血的不同補藥。

在臨床上，中醫依病因的不同，將感冒區分為以下幾型：

心腎不交症狀

- **症狀**：畏寒、怕風，發熱、惡寒（以惡寒為主，甚至寒顫）、惡寒重，發熱輕，無汗、頭痛，骨節痠痛、身體疼痛、疲倦、流鼻水、鼻塞、時流清涕，咽癢、咳嗽、痰稀薄色白，口不渴或渴喜熱飲。
- **病因病機**：為外感風寒所引起，較常出現於冬季。
- **治療方式**：辛溫解表藥，如荊防敗毒散、桂枝湯等。
- **禁忌**：不宜多吃寒涼的食物，如柿子、螃蟹、雞肉、鴨肉、豬肉、香蕉、西瓜等。

對症治療藥方

蔥豉湯

功效：惡寒嚴重，可以生薑、紅糖，煮成薑湯來驅散風寒，而生薑也是很好的止吐劑，其用法則為將生薑搗汁，再配合藥物一起服用。

成分：蔥白3根、淡豆豉6克。

作法：將材料加水500cc煮至沸騰即可飲用。

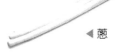
◀ 蔥

風熱感冒

- 症狀：喉痛、發燒、沒胃口、高熱不退，但是沒有身體疼痛的情形；面紅目赤、咽喉紅腫、流鼻涕（濃稠、黃綠色）、有濃痰等、口渴、咽痛、咽紅或腫。
- 病因病機：為外感風熱引起，或由風寒感冒轉化而生，四時都可發生。
- 治療方式：疏風清熱，宣肺解表，如銀翹散、桑菊飲等。
- 禁忌：不宜多吃溫補氣血的食品，如桂圓、大棗、荔枝、羊肉、海參、甲魚等。

對症治療藥方

風熱湯

功效：這類藥物的味道較緩和，對於一些怕苦的小朋友，接受度也較佳；如果發燒溫度不高，則可用菊花、杏仁、甘草、桑葉、薄荷等來處理，都有不錯的效果。

成分：金銀花、薄荷、竹葉各2錢，淡豆豉6克。

作法：將材料加水600cc煮至沸騰即可。

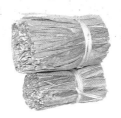

▲竹葉

表裏兩感

- 症狀：高熱、惡寒、頭痛眩暈、四肢痠痛、咽喉腫痛、大便乾燥、小便發黃、發燒高燒，會合併身體疼痛、怕冷這兩種風寒與風熱的症狀。
- 病因病機：風寒和風熱混合型感冒。
- 治療方式：表裏雙解、解表治裡的藥物，如防風通聖散等表裡雙解，但不宜單用銀翹散或桑菊飲等藥物。
- 禁忌：不宜多吃溫補的藥物，如桂圓、大棗、荔枝、羊肉、海參、甲魚等。

對症治療藥方

兩解湯

功效：將鬱閉的熱氣透發出來。

成份：薑湯1碗、蔥白6根。

作法：將上述兩味加在一起煮沸飲用即可。

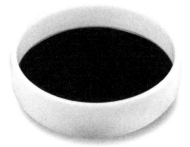

▲兩解湯

胃腸型感冒與暑熱感冒

- 症狀：常發生在夏天暑氣重的季節中之感冒，表現為高熱無汗、頭痛困倦、胸悶噁心、腹痛瀉下，厭食不渴、嘔吐或大便溏泄、鼻塞、流涕、咳嗽。惡寒發燒、熱度不高或頭重頭痛、無汗，亦或四肢倦怠。
- 病因病機：夏季潮濕炎熱，貪涼（如溫度低的空調屋）或過食生冷，外感表邪而發病。
- 治療方式：宜用祛暑解表，化濕和中的藥物，如藿香正氣散。
- 禁忌：不能用薑、蔥、紅糖之類的食物，而生冷、油膩等不好消化的食物亦禁用。

對症治療藥方

功效：消除暑氣（所謂的中暑就是因為身體本身氣虛，再加上外在的氣候濕與熱的結合所造成的病理現象）。

成份：白扁豆20克、香薷15克。

作法：將材料加水500cc，煮20分鐘，一天口服3次。也可以用西瓜汁和番茄汁合併飲用。

第4篇

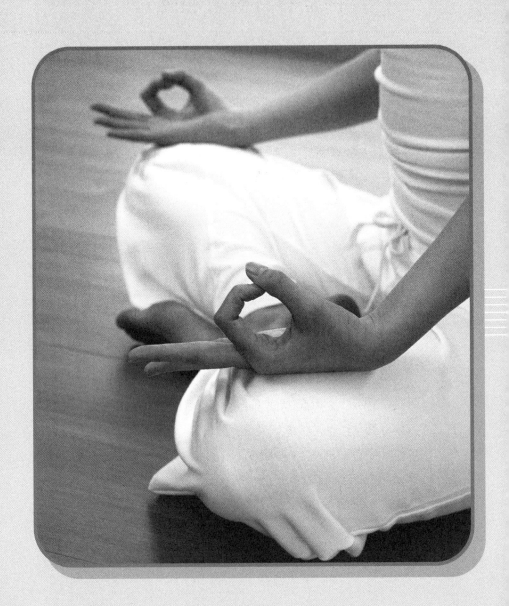

自癒療法

> 對於感冒初期或是一般的感冒，
可以利用日常飲食、穴道按摩及熱水泡腳等
居家便可自我護理的保健法，
達到舒緩的效果。

第一節 由飲食著手

單純的一般感冒是不需要吃藥的，但是若因感冒的症狀令人很不舒服，而影響到生活作息，或因症狀持續過久進而引發併發症，那就得用藥物來治療了。所以，如何自力救濟以提高身體免疫力，讓身體能儘速消滅感冒病毒，並快速復原，以及該如何藉著適當的自我照護方式，以緩解感冒的不適症狀，則是每個人都應該學習的。

飲食和免疫力大有相關，食物中有許多營養素能幫助刺激免疫系統，對抗外來的病毒抗原，也可以提供組織修復的原料。所以在感冒期間，補充足夠的水分及攝取適當的營養素，也能幫助抗感冒。

攝取足夠的維生素及營養素

感冒時的飲食有五個原則。第一宜清淡，以增加原本就不濟的食慾。第二初期需大量補充水分，以適應身體代謝增強的需要。第三後期要多吃水果，多補充維他命C、E，對減輕症狀、縮短病程有幫助。第四少量多餐，也能幫助身體不適的病患多少補充營養。第五日常飲食可多攝取高維生素（如鈣、鋅）、高蛋白質的食物，以增加抵抗力，預防感冒發生。

維生素C

維生素C是很好的抗氧化劑。有研究證實，每天補充1克的維生素C，可以有效改善感冒的症狀，並縮短感冒病程。當然，除了補充劑外，在我們每天吃的食物中，也有許多是富含維生素C的，如深綠色蔬菜中的青花菜、甘藍菜、花椰菜，以及各

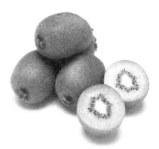

▲奇異果含豐富的維生素C，是很好的抗氧化劑，多攝取可有效改善感冒症狀。

種水果如番石榴、草莓、奇異果、檸檬、橘子、柳丁、葡萄柚、文旦、柚子、芒果等。所以，若能由每天的飲食中去攝取足夠的維生素C，會是更好的保健方式。

維生素E

研究發現，攝取充足的維生素E能增強細胞抵抗感染的能力，而它也具有抗氧化及幫助維持細胞膜完整的功能。在天然的食材中，含維生素E的食物有小麥胚芽、全穀類製品、綠色蔬菜、魚類、蛋黃、堅果類、杏仁、豌豆、蠶豆及乾燥豆類等。

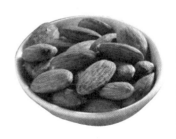

▲杏仁、核桃等堅果類富含維生素E，能增強細胞抵抗力，多加食用有益健康。

至於維生素E的補充，一般建議成人每日需攝取量約為200單位（IU）；感冒期間可以適當增加，但以400單位（IU）為上限。

鋅

　　有研究指出，鋅能防止病毒的複製，所以也有助減緩感冒症狀並縮短病程。因為人體內大部分的鋅，都屬於體內酵素之重要成分，且因其參與的酵素反應，大都與生長發育和細胞分裂有關。因此缺乏鋅也會造成免疫系統受損，進而使人抵抗力減弱。如此一來，當然就會容易罹患感冒。

　　然而人體對鋅的需求量並不是很多，由行政院衛生署提供每日鋅的建議攝取量為：健康成年男性每天15毫克，女性則為12毫克。對於鋅的補充，有人建議可服用鋅片，但因其味道並不好，所以大都建議從食物中做補充。一般飲食中的海鮮、牡蠣、瘦肉、全穀類和豆類食品等，都含有豐富的鋅。

茄紅素

　　茄紅素有特殊的健康功效，且不像其他營養素容易在烹調中流失，因此吸收率會比其他營養素來得好。

　　茄紅素是當紅的抗氧化劑，具有清除自由基的功能。同時研究也認為它可以幫助提升白血球殺菌之功能，抵抗病毒的感染或複製，並且能保護淋巴球的DNA，以避免淋巴球受到傷害，因此具有增強免疫功能的效果。食物中像蕃茄、紅葡萄柚、西瓜及紅番石榴等，都屬於富含茄紅素的紅色食物。

優質蛋白

　　蛋白質是人體修復組織所不可缺的原料，同時它與人體免疫力也大有關係，所以感冒時更需要注重蛋白質的補充。研究發現，當人體遭受病毒侵襲時，所產生的抗體能中和某些感染因子，會產生殺滅病原菌並將其排除體外的功能，而這抗體就是所謂的蛋白質。一般在食物中的雞蛋、瘦肉、牛奶、豆製品等，都是良好的蛋白質來源。

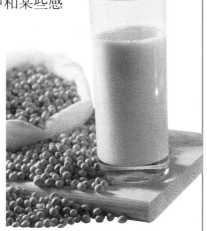

硫化物

　　有人說吃大蒜可以預防感冒，但其實是針對大蒜中所含的硫化物而言。研究發現，硫化物可以提高細胞活性以增強體內防禦能力，並刺激T淋巴細胞的功能，因此具有強力的殺菌作用。

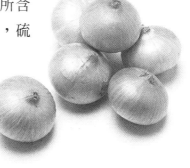

除此之外，食物中如葡萄、金橘、胡蘿蔔、菠菜、洋蔥、芥末、花椰菜，以及姜黃、銀杏等藥草中，都含有天然的抗氧化物，均能協助身體清除入侵的病菌。

減少食用會增加身體負擔的食物

感冒期間，有些食物可能會使症狀更為惡化，或也可能延緩症狀的修復。因此感冒時應儘量避免攝取這些東西，或許也可因而降低引起併發症的機會。

油膩與油炸類之食物

太過油膩或油炸類的食物因為不易消化，反而會加重腸胃的負擔，所以對感冒患者來說只會引起更大的不舒服。因此建議感冒期間飲食應儘量清淡勿太油膩。

酒精、茶及咖啡等刺激性飲料

感冒時會因鼻腔黏膜擴張並充血，酒精則會加重黏膜血管的擴張與充血，並使呼吸道的分泌物增加，因而加重鼻子及氣管的阻塞程度，所以感冒時不宜飲用含酒精類的飲料。至於茶和咖啡等因具有利尿效果，會使感冒期間水分不足的情況更加惡化，所以也不適宜引用。

高糖飲料

　　感冒時水分的補充非常地重要，而高糖飲料則會使體液排出，同時讓許多重要的維生素、礦物質及養分也跟著流失，進而降低免疫系統功能及身體的復原能力，所以在感冒期間應避免飲用高糖飲料。

燥熱性水果

　　感冒因處在發炎期，所以一些燥熱性的水果可能會使發炎的情況更為惡化。因此建議感冒時少吃荔枝、龍眼、榴槤等屬性燥熱性的水果。

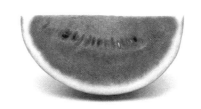

西瓜

　　很多人喜歡食用西瓜或喝西瓜汁來退熱，但因西瓜屬於涼性水果，容易使體內散熱過快，反而容易引寒氣進入體內，而使病情延長或加重。所以建議感冒時不要食用西瓜。

食用適量且適合的藥膳

蔥花稀飯

- **適應症**：感冒初期、鼻塞、流清鼻涕。
- **功效**：熱呼呼的蔥花稀飯一下肚，身體馬上溫暖起來，再蓋個厚被子，出身熱汗，感冒自然就減輕。吃生蔥可以殺死口腔中的病菌，因為蔥的表皮細胞中含有大量的揮發性油（蔥蒜辣素）。
- **材料**：蔥花3支切碎，熱稀飯一碗。
- **作法**：稀飯煮熟，加一大匙蔥花，每餐吃第1、2碗。

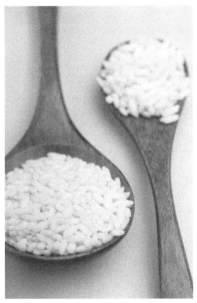

▲白米

冰糖梨子

- **適應症**：乾咳無痰或少痰。
- **功效**：李時珍說：「梨品甚多，俱為上品，可以治病，能潤肺涼心，消痰降火，解瘡毒酒毒」。中醫認為梨味甘酸性涼，生梨能清六腑之熱，熟梨能滋五臟之陰，實火宜生，虛火宜熟。
- **材料**：梨子一顆、川貝2～3錢、冰糖適量。

- **作法**：梨子洗淨後切開，挖去梨核，放入川貝沫2～3錢，可再加入一些冰糖；接著將梨子合上，用牙籤插住固定，放入碗內，以電鍋蒸熟後即可食用。在大約食用1～2周後，即會有明顯的改善效果。

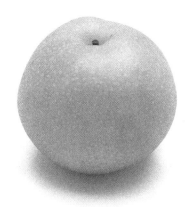

▲梨子

針對特定症狀的輔助食療

除了飲食須注意的事項及藥補的食譜外，以下另提供針對特定症狀的輔助食療，幫助患者減緩感冒的症狀，並提升免疫力。

久咳不癒

可採用生薑蘿蔔茶來改善。

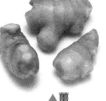
▲薑

- **材料**：生薑1兩、蘿蔔1斤。
- **作法**：將上述材料1斤蘿蔔、1兩薑，切片，用水煮滾燒水當茶喝。
- **原理**：蘿蔔的營養豐富，有「十月蘿蔔小人參」、「蘿蔔熟，醫生哭」、「蘿蔔上了街，藥舖取招牌」、「冬吃蘿蔔夏吃薑，不勞醫生開藥方」的俗諺；更有一句客家諺語說道：「吃蘿蔔、喝熱茶、氣的醫師滿地爬」呢！蘿蔔本身含有維生素C、鈣、蛋白質、多種氨基酸、葡萄糖、脂肪、果糖、多種繪類、揮發油，其中維生素C的含量比梨和蘋果要高出8～10倍。而白蘿蔔內含有殺菌素，更可用於感冒咳嗽，咽喉腫痛等。

▲蘿蔔

「風熱外感」所引起發燒、咳嗽

可用海蜇50克、荸薺100克，煎水代茶；或以生白蘿蔔，洗淨帶皮切碎後，絞汁內服，在臨床上也都有不錯的效果。

- **原理**：海蜇性味甘、鹹、平，入肝、腎經，有清熱化痰、消積化滯之功效，適用於痰熱、咳嗽、哮喘、大便祕結、消化不良、食慾不振等。《醫林纂要》言其「補心益肺，滋陰化痰，去結核，行邪溼，解酒醒喝，止嗽除煩」。荸薺則以營養豐富著稱，汁多味甜，自古有「地下雪梨」之稱，北方人則視之為「江南人參」。據分析，荸薺含蛋白質2.3%、醣類21%、脂肪0.2%，還含有澱粉、胡蘿蔔素、維生素、葉酸和鈣、磷、鐵等營養成分。而荸薺因屬寒性，故有生津、潤肺、化痰的作用，可以用來治療肺熱咳嗽的症狀。

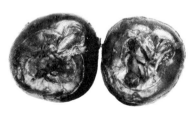

▲荸薺

熱病造成之口渴

可用「溫病條辨」的五汁飲，包括梨汁、荸薺汁、藕汁或是甘蔗汁、麥冬汁、鮮葦根汁等，各適量和勻，涼服或是溫服均可。可以緩解發燒時口渴不舒服的情形。

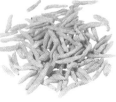
▲麥冬

- **原理**：五汁飲中各味均用鮮品取汁。梨甘、酸、涼；《本草綱目》：「潤肺涼心，消痰降火」；《本草通玄》：「生者清六腑之熱，熟者滋五臟之陰。」味甘美而多汁，生津止渴潤肺之功深受大眾青睞。荸薺也是甘寒多汁之品，有清熱生津之功效，《本草再新》：「清心降火，補肺涼肝」。葦根即蘆根，甘寒。《本草綱目》：「甘能益胃，寒能降火故也。」是中醫清泄肺胃，生津止渴的常用藥品。麥冬味甘而微苦微寒，能清養肺胃之陰，《本草正義》說它是「甘藥補益之上品」。蓮藕亦為甘寒之屬，是清熱生津之佳品，家庭常食之菜蔬，取汁以肥大嫩脆者為佳。以上五種甘寒鮮品取汁合用，清熱生津止渴的效用頗佳，對外感發燒、後期口渴嚴重者甚為適宜。

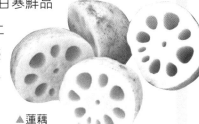
▲蓮藕

扁桃腺腫大

①鮮牛蒡根60克，水煎後當做代茶飲，1日可多次服飲。

- **原理**：牛蒡根味苦、性寒，具有袪風熱、消腫毒等功能。有治療風毒、面腫、頭暈、咽喉熱腫、齒痛、咳嗽等作用。

② 絲瓜150克，切段搗爛、絞汁，每次取100毫升，用沸水沖服飲。

- **原理**：絲瓜是清熱解毒的良藥，含有皂莢、絲瓜苦味素、瓜氨酸、木聚醣、脂肪、蛋白質、維生素B、維生素C等成分，其味甘性涼，能清熱、涼血、解毒。除此之外，所含皂甘有止咳袪痰作用，對肺炎球菌有抑制作用。

▲絲瓜

③新鮮的浦公英加冰糖以水煎水飲。

- **原理**：蒲公英，俗稱婆婆丁。有清熱解毒、消腫散結、利尿、治療尿道感染、乳痛，及疏通乳脈管的阻塞、促進泌乳的作用，為治療乳腺發炎的良藥。有改善瘰癧（頸部淋巴結的慢性感染性疾病。常結塊成串，累累如貫珠）、疔瘡（某處皮膚上忽起一粟樣膿頭，或麻或癢，以後逐漸紅腫熱痛為主要臨床表現，瘡形雖小，但根深堅硬，狀如釘丁，病情變化迅速，容易蔓延擴散，以致頭面、耳、頸都腫，而且伴隨有高熱煩躁，神智不清等等症狀）、咽喉腫痛的功效。

疏通經絡與退燒的外治法

對於一些不喜歡服用藥物的幼童小兒，在中醫理論上亦可用以外
治法來治療。

① 以蔥白搗汁，再將蔥汁與少許麻油和勻。接著用手指沾蔥
油，摩擦小朋友的面、背、頸、心窩、手足心；再蓋上厚衣
被，讓使小朋友微微汗出，這種方法具有疏通經絡的作用。

② 將柴胡、荊芥、紫蘇、薄荷各10錢，煎湯，趁熱擦浴，也具
有退燒的效果。

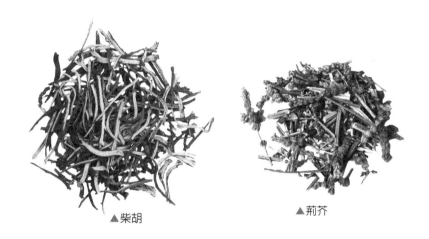

▲柴胡　　　　　　　　▲荊芥

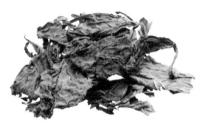

▲薄荷

利用茶飲

　　也可利用喝茶的方式，增強自己的免疫力，並減緩感冒的種種不適。

荷葉去濕茶

- **適應症**：腸胃感冒或暑熱感冒。
- **功效**：荷葉升發陽氣，清暑去濕氣；赤小豆有利水、解毒、消腫功效；薏仁不僅是極佳的點心、膳食，最近研究也發現，它更具有增強免疫及降血脂的功效。
- **材料**：鮮荷葉1片、赤小豆1兩、薏仁6錢。
- **作法**：將上述材料加水600cc，加熱煮至水沸騰即可。

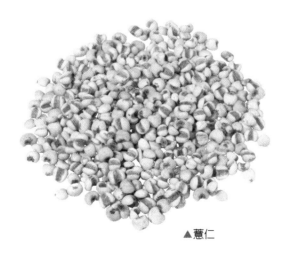

▲薏仁

紅糖綠茶

- **適應症**：預防感冒。
- **功效**：《神農本草經》記載：「神農嘗百草之滋味，水泉之甘苦，令民知所避就，當此之時，日遇七十二毒，得荼而解。」荼便是茶的古稱；由此以來，歷代很多有名的醫書如《本草綱目》、《皇帝內經》等都有記載關於茶的功效。日本昭和大學細菌學教授島村中勝指出「綠茶具有防止流行性感冒病原體與人類細胞結合的抗菌效果，不論使用綠茶漱口或直接飲用都有防止流行性感冒的作用。」綠茶含有兒茶素，能增強抵抗力，同時具殺菌功效；因此可經常飲用綠茶，如香片、龍井、烏龍、鐵觀音等。
- **材料**：綠茶包1包、紅糖1匙。
- **作法**：將上述材料以沸水300cc沖泡服用。

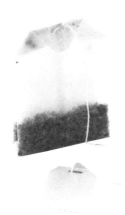

▲綠茶

紫蘇水

- **適應症**：氣虛感冒。
- **功效**：據現代醫學研究指出，紫蘇葉能有效抑制葡萄球菌的生長，而葡萄球菌正是引發多種敏感性的病源之一。荊芥則有解熱作用，研究也發現，荊芥抽取物對流行性感冒病毒誘發免發熱現象，經口給藥後，有緩和解熱之作用；此外荊芥還有鎮痛作用，因為荊芥所含薄荷酮（d-menthone）具有鎮痛效果；荊芥還有抗菌作用，研究也證實，高濃度的荊芥抽取物對於結核菌有抑制作用。
- **材料**：紫蘇、荊芥各10克，鮮蘆根30克。
- **作法**：將材料加水500cc煮至沸騰當茶飲用。

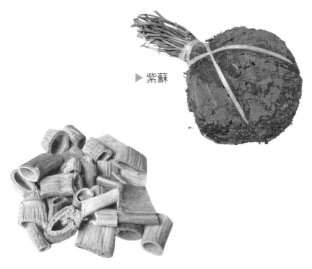

▶ 紫蘇

▲ 鮮蘆根

金銀花飲

- **適應症**：風熱感冒、感冒發熱、頭痛咽痛。
- **功效**：金銀花本來是一種解除毒熱的藥草，具有清熱、解毒、抗菌作用，在體外實驗，其對多種細菌（傷寒桿菌、副傷寒桿菌、大腸桿菌、變形桿菌、綠膿桿菌、百日咳桿菌、霍亂弧菌以及葡萄球菌、鏈球菌、肺炎雙球菌、腦膜炎球菌等）均有抑制作用。此外，金銀花也有明顯的解熱作用，以金銀花為主的多種複方製劑，也對不同致熱原所致的發熱有顯著解熱效果。金銀花本身的利膽保肝作用尚未見報告，但其所含多量綠原酸則有利膽作用，能增進大鼠膽汁分泌；金銀花還能促進外周血白細胞和腹腔炎性細胞的吞噬功能，對免疫功能改善有幫助。
- **材料**：金銀花60克、甘草5片。
- **作法**：上述材料加水1000cc，煮至水沸騰即可。

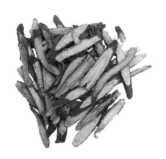

▲甘草

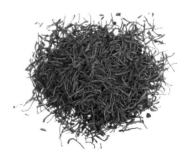

▲金銀花

紫蘇魚腥草茶

- **適應症**：預防風寒感冒。
- **功效**：魚腥草所含的魚腥草素有抗菌作用，在體外試驗發現它對卡他球菌、流感桿菌、肺炎球菌、金黃色葡萄球菌有明顯的抑制作用，對痢疾桿

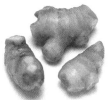
▲薑

菌、大腸桿菌、傷寒桿菌則較差。還有報告指出，魚腥草能延緩小鼠實驗性結核病變的發展，並延長小鼠壽命。從魚腥草提煉出的一種油狀物，對許多微生物生長都有抑制作用，尤其是酵母和黴菌。此外，魚腥草尚有抗毒、鎮靜、鎮痛等作用。
- **材料**：紫蘇3枝、魚腥草5枝、老薑適量、紅糖適量。
- **作法**：將上述藥材，加入800cc冷水，煮至水沸騰即可，用以替代茶飲。

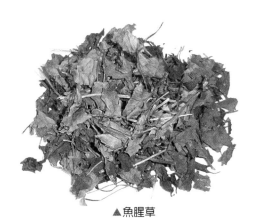
▲魚腥草

第二節　穴道的推拿及按摩

　　感冒不舒服的時候，可以利用穴道按摩的方式來減輕不舒服的感覺。以下依不同的疼痛部位，做不同部位的穴道按摩。

外感的發熱、發冷、頭痛、頭暈

穴位	圖	方法
印堂穴：位於兩眉頭中間。 太陽穴：臉部兩側，眉毛末端向外至頭骨邊緣。	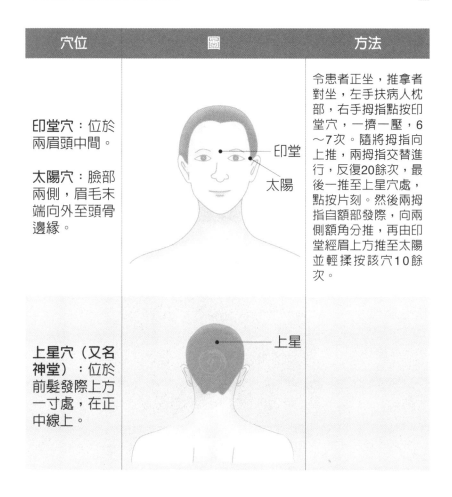	令患者正坐，推拿者對坐，左手扶病人枕部，右手拇指點按印堂穴，一擠一壓，6～7次。隨將拇指向上推，兩拇指交替進行，反復20餘次，最後一推至上星穴處，點按片刻。然後兩拇指自額部發際，向兩側額角分推，再由印堂經眉上方推至太陽並輕揉按該穴10餘次。
上星穴（又名神堂）：位於前髮發際上方一寸處，在正中線上。		

穴位	圖	方法
風池穴：在耳後枕骨下，後頸髮際兩側凹陷部位。 **肩井穴**：在肩部肌肉最高處，位在肩頭和頸跟的正中央。	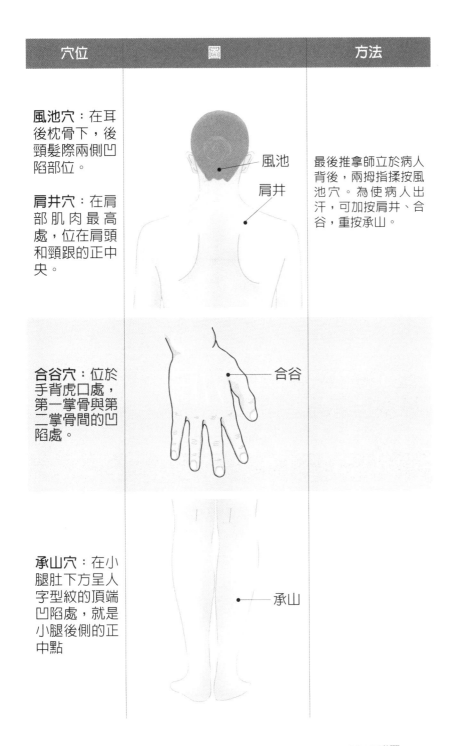風池 肩井	最後推拿師立於病人背後，兩拇指揉按風池穴。為使病人出汗，可加按肩井、合谷，重按承山。
合谷穴：位於手背虎口處，第一掌骨與第二掌骨間的凹陷處。	合谷	
承山穴：在小腿肚下方呈人字型紋的頂端凹陷處，就是小腿後側的正中點	承山	

喉嚨痛

穴位	圖	方法
少商穴：位於手大拇指下緣左右尖角邊緣處。	少商	少商穴是肺經穴位，按壓可通絡至頸部，幫助喉嚨消炎。

鼻塞流鼻水

穴位	圖	方法
合谷穴：位於手背虎口處，第一掌骨與第二掌骨間的凹陷處。	合谷	**治鼻塞**：按壓合谷穴可通暢全身氣血，促進鼻部血液循環。

穴位	圖	方法
迎香穴：位於鼻翼兩側與法令紋交接的鼻唇溝上。	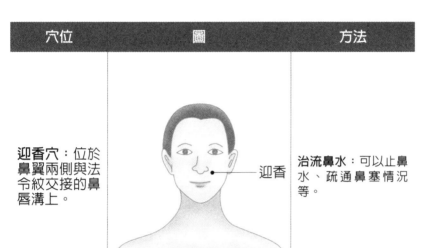迎香	**治流鼻水**：可以止鼻水、疏通鼻塞情況等。

注意　穴位按壓雖是溫和的症狀舒緩方式，但建議孕婦不要用力按壓肩頸部位的穴位，以免造成「下氣」，造成胎兒流產、早產。而當穴位上有皮膚破皮、發炎、腫脹等外傷時也不要按壓。

傳統輔助療法

以下針對一些感冒較常見的傳統輔助療法，分別加以說明，以期感冒患者能有更廣泛的應用及幫助。

拔罐療法

拔罐療法，是中醫治療的方式之一。拔罐法是以杯罐作為工具，利用點火燃燒、水煮等各種方式排除空氣，並造成負壓，使之吸拔於特定的部位。經過吸力的刺激後，局部會出現充血或是鬱血現象，進而達到活血、行氣、消腫、止痛並治療疾病。

現代醫學認為，拔罐所產生的負壓能使局部血管擴張，促進局部血液循環，加強新陳代謝，並增強機體體能及人體免疫能力。另外，拔罐內壓對局部部位的吸拔，能加速血液及淋巴液回圈，促進腸胃乳動，改善消化功能，並加快肌肉和臟器對代謝產物的排泄。

拔罐示意圖

穴位	圖	方法

大椎穴

至陽穴

大椎穴：第一椎上陷中，即第一胸椎與第七頸椎之間。

至陽穴：第七椎下，即第七與第八胸椎之間。

- **採用閃火法拔罐**：先吸拔背部大椎穴區，然後以手扶罐體沿督脈循行路線，緩慢向下推移到至陽穴處，再向上推移到大椎。如此反覆6～8次，並使局部皮膚潮紅瘀血，然後留罐於大椎穴處3～5分鐘。

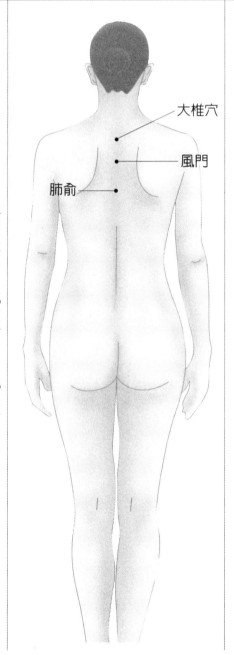

大椎穴

風門

肺俞

大椎穴：第一椎上陷中，即第一胸椎與第七頸椎之間。

風門穴：背部第二椎下，兩旁去脊各一寸五分。

肺俞穴：背部第三椎下，兩旁去脊各一寸五分。

• 先用三棱針點刺，再以閃火法將中號玻璃火罐吸附於以上部位，並拔出血液1～2毫升。

刮痧療法

　　由內科病症感受外邪引起的感冒發熱、頭痛、咳嗽、嘔吐、腹瀉，以及高溫中暑等病。透過刮痧將體內代謝產物「痧」這種毒廢物，經過一系列複雜的生化過程排出體外，而達到治病目的。

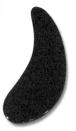

▲刮痧板

刮痧示意圖

穴位	圖	方法
印堂穴：鼻樑上方，兩眉正中央處。 **太陽穴**：位於鬢角；眼窩至耳尖兩點連接之線上，距眼窩約一寸之處。 **廉泉穴**：在頸部中央，結喉上橫紋中。 **天突穴**：在胸骨上際凹陷處宛中。	印堂　　　太陽 廉泉 天突	預先選擇好印堂、太陽、大椎、廉泉與天突連線處。將手指先用溫水濕潤，五指彎曲，接著用食指和中指的第二指節對準上述部位，將皮膚夾住，然後拉起再鬆開，也可用拇指腹與食指第二節捏拉上穴，如此一起一落，每點反覆進行6～8次，直至被夾處成為紫紅色充血斑為度，但千萬不要刮到呈紫紅條狀。

中醫預防感冒小叮嚀

① 若從較熱房間出門時，宜先用雙手抹臉面及頭頸部片刻，以防止風寒外襲，可用來預防感冒。

② 兩手摩擦迎香和風池兩穴位，直至皮膚發熱，以防治感冒。

③ 注意飲食宜清淡，並宜多飲溫熱開水。

迎香穴：在鼻孔旁五分，當鼻唇溝上。

風池穴：在耳後枕骨下，後頸髮際兩側凹陷部位。

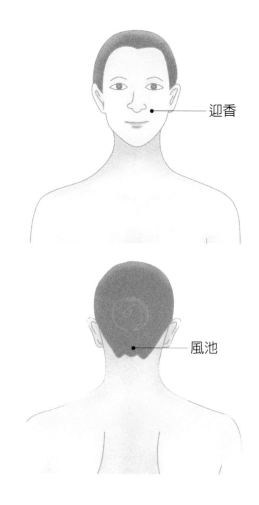

迎香

風池

瑜伽

　　瑜伽動作是屬於較為緩和的運動，當感冒時，可藉由瑜伽來促進血液循環，緩和因感冒而不舒服的身心。

1 鋤式　運動功能：

增加脊椎活動度，放鬆肩頸部位肌群，按摩腹部促進腸胃蠕動。

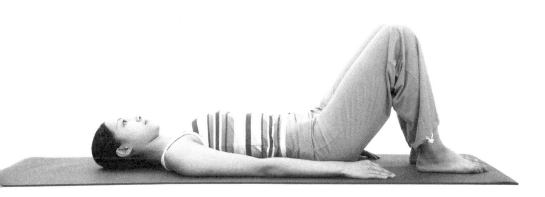

步驟1

　　平躺在地面上，雙腳彎曲，腳掌平放於地面，雙手平放在身體兩旁。

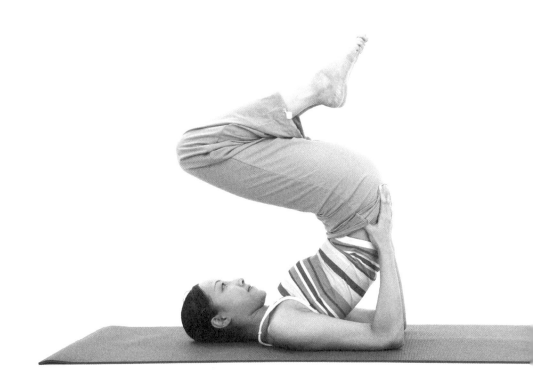

步驟2

腹部內收，讓雙腿靠近身體，雙手支撐於下背部。

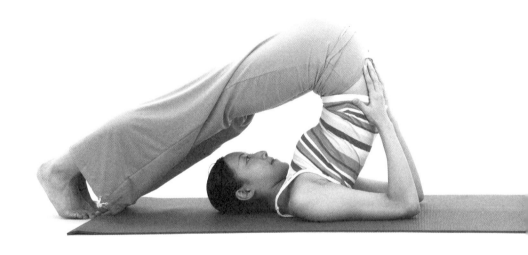

慢慢將雙腳放置於頭後方的地板上，腳掌踩地。

2 駱駝式—跪姿

運動功能：

增加脊椎活動度，放鬆肩頸部位肌群，按摩腹部促進腸胃蠕動。

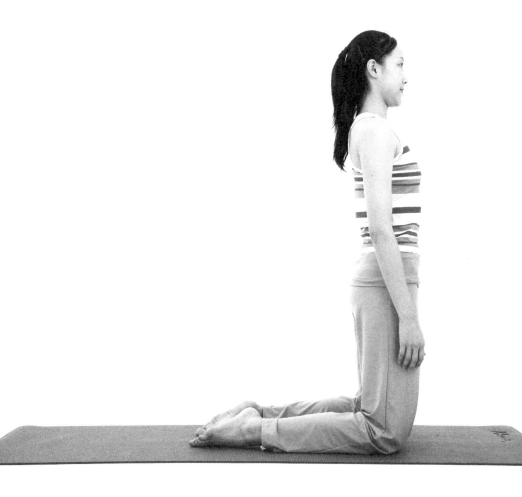

── 步驟1 ──

兩腳與肩同寬跪在墊子上。

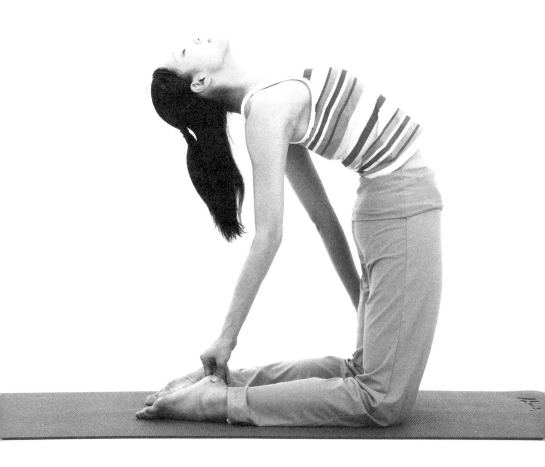

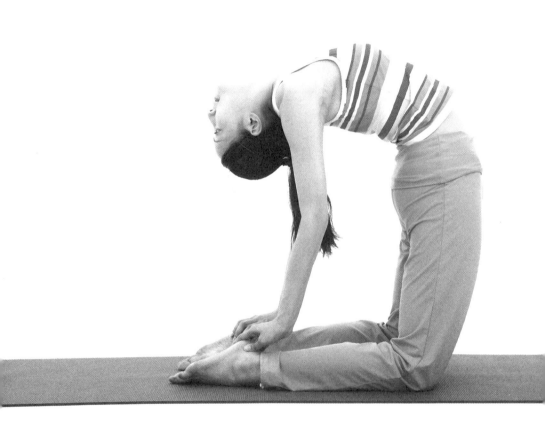

步驟3

　　再將左手往後抓住腳跟，臀部繼續收緊往前推，讓胸口延展開來。

◆ 初學者可先將腳掌踩地，讓腳跟立起來。

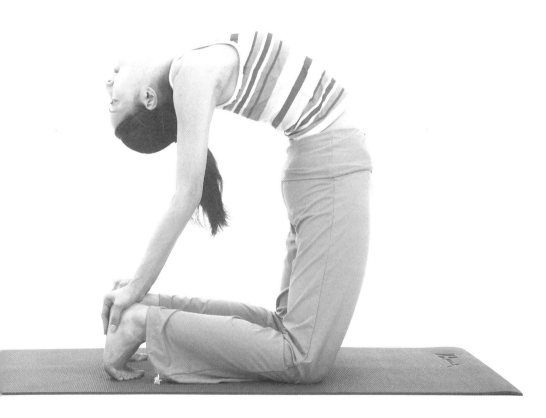

3 弓式

運動功能：
增加脊椎的彈性、擴胸、幫助消化，以及調整食慾。

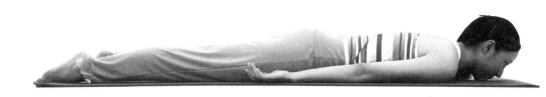

步驟1

呈俯臥姿，將下巴輕放在地上。

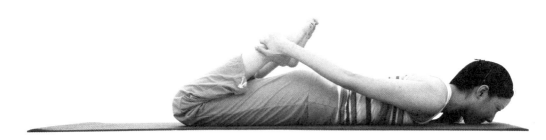

步驟2

雙腳膝蓋彎，兩手抓住腳踝。

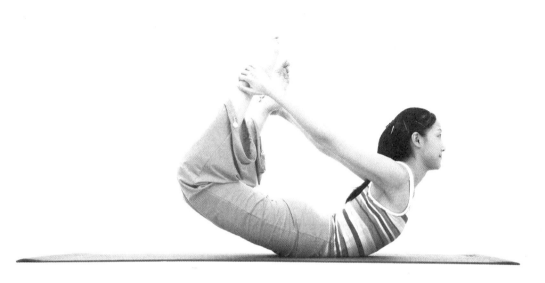

步驟3

　　兩腳往後延伸，把上半身慢慢推上來，肚臍要放在地上，胸口闊開來。

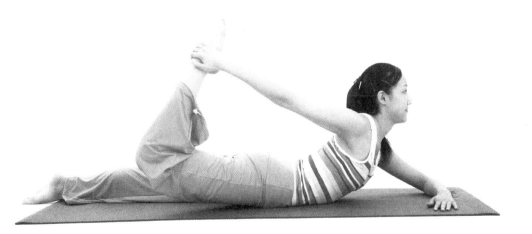

◆ 初學者可選擇從單手單腳開始。

第五節 有效舒緩不適的自我護理療法

　　大部分的感冒雖可不藥而癒，但鼻塞、流鼻水、咳嗽等種種症狀卻令人感到困擾。因此我們藉由生活中的一些小技巧，也可以自然有效的緩解感冒所帶來的不適。以下將介紹幾種自我護理的方式，讓你在感冒時，也可以不藉助於藥物，而能自然痊癒。

熱水泡腳

原理　古人說「四肢溫暖，頭清目明」，意思就是血液循環好，思考辨別能力也會跟著好。腳因為離心臟最遠，末梢循環差；加上腳部脂肪薄，保溫能力差，所以古人常說腳溫暖就全身溫暖。由於腳部布滿了許多身體的反射穴道，所以反應著身體許多臟器及免疫淋巴系統的功能，因此腳部攸關著全身的健康。

功效　睡前泡腳能維持良好的血液循環，並可祛寒防病，而且還能打通足上經絡、消除疲勞、促進睡眠，對氣血運行和促進新陳代謝都很有幫助。感冒時應作好腳部的保暖，既可提升各器官及免疫系統的功能，也可以讓虛弱的身體感到溫暖舒適。

方法 泡腳時以水溫攝氏42度為宜，水深在足踝上下，泡約20分鐘即可，若睡前浸泡則為15分鐘。此法對於久咳、睡眠品質差者，還可以加入3倍米酒及40毫升薑汁浸泡，效果將會更好。

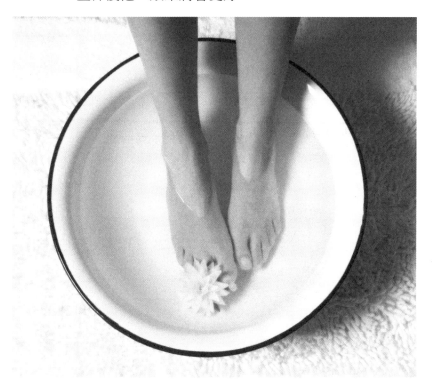

▲ 感冒時應做好腳部的保暖，尤其在睡前用熱水泡腳，不僅可促進血液循環，也讓身體跟著暖和起來。

鼻根的按摩及蒸氣療法

原理 按摩鼻部可以刺激血液循環。當季節轉換時，因空氣溼度較低，會使鼻黏膜分泌液不足，進而使鼻黏膜乾燥失去滋潤，增加病毒感染的機會。所以讓鼻腔接觸

到蒸氣，對鼻腔黏膜具有濕潤的作用，有助於改善鼻子的不適症狀。

功效 促進鼻部血液循環、增加鼻腔濕潤度，有助改善鼻塞、慢性鼻炎、鼻過敏。

方法 鼻按摩可以在兩手摩擦生熱後，以食指按於鼻樑上下搓49次。蒸氣療法則可以用臉盆或水杯盛滿熱水，再以其蒸汽來薰。

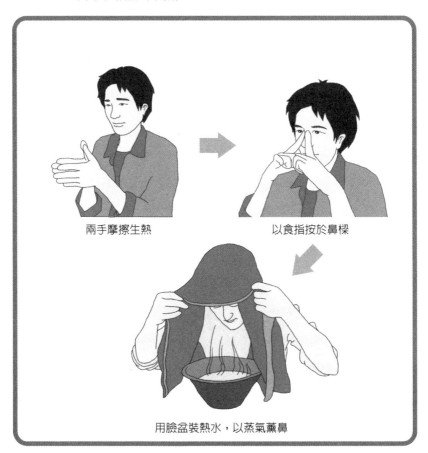

兩手摩擦生熱

以食指按於鼻樑

用臉盆裝熱水，以蒸氣薰鼻

鹽水漱口

原理 鹽具有殺菌的效果，因此感冒時以鹽水漱口，不但可以殺菌，更可清潔口腔，以避免一些感染。

功效 緩解喉嚨疼痛。

方法 先將鹽水含在嘴裡5秒鐘再吐掉，可幫助清除口腔及咽喉病菌。

戴口罩

在感冒期間戴上口罩，不僅可以讓鼻黏膜維持一定的濕度，也可以避免感冒時敏感的鼻腔及呼吸道黏膜直接接觸乾冷空氣或污染空氣，進而引發咳嗽、氣管收縮等不適症狀。

幫小孩擤鼻涕時，要先壓住一邊的鼻孔，由另一邊先擤出，而且一定要用衛生紙，並將手清洗過後，才可再摸自己的鼻子或與他人接觸。而打噴嚏時則須以手帕摀住口鼻，並且要勤於洗手，以減少病毒的傳染。

第5篇

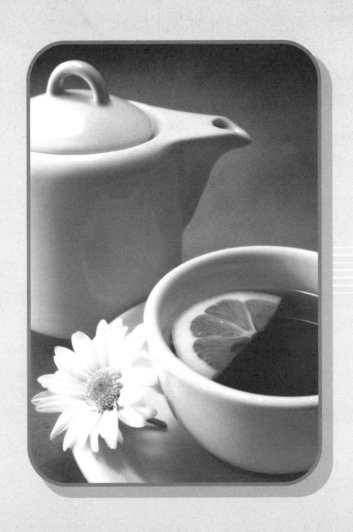

有問必答Q&A

> 附錄一：感冒時各種常見問題

> 附錄二：坊間的感冒小偏方有效嗎！

感冒時各種常見的問題

Q1

長期喝感冒糖漿會造成腎臟病嗎？

A: 感冒糖漿是一種複方藥品，裡面同時含有多種成分，包括止痛、退熱、消炎、緩解鼻塞的成分，所以對流鼻水、鼻塞、頭痛、喉嚨痛等各種感冒症狀幾乎都有效，但相對的其副作用也很大。尤其因為感冒藥水含有兩種以上消炎止痛藥，其對腎臟的危害更是大。若長期服用，會阻斷前列腺素E的合成，造成腎動脈擴張，患者則會產生排尿困難的現象，進而造成腎臟病；另外，還會造成腎小管病變，進而產生尿毒症。因此長期不當服用，的確會造成對腎臟的傷害。

此外感冒藥水中常含有可代因（codeine），雖然可代因不會傷害腎臟，卻有上癮的危機。所以，複方感冒藥水及消炎止痛藥等，雖可以用來應急，但千萬不可長期服用，尤其是含有加強成分效果愈好的感冒藥水，對人體產生的危害更為嚴重，因此切忌不宜長期使用。

Q2 孕婦是否可以施打流感疫苗？

A: 懷孕並非接種流感疫苗之禁忌症，但一般仍建議孕婦到了妊娠中後期再接種較適合。但孕婦是否可接種，仍需由醫師評估會較爲妥當。

Q3 維生素C可預防或治療感冒嗎？

A: 一般來說，維生素C具有抗氧化的效果。當我們感冒時，身體會發生發炎反應，這些發炎反應會釋放出一些氧化分子，對組織產生破壞作用。所以有學者認爲維生素C因可以抗氧化，所以也可以改善感冒的症狀或預防感冒的發生。不過，這個理論是否成立，至今的研究都尙未有完全的定論。但因維生素C是人體代謝所需的水溶性維生素，多餘的部分會被排出體外，且沒有特別的副作用，所以有人建議感冒時可以適度地增加維生素C的攝取，因爲它至少是無害的。

平時保持運動就能預防感冒嗎？感冒時運動流汗會讓感冒好得更快嗎？

A: 研究顯示，長期規律的運動可促進循環與新陳代謝，並可提升免疫力、抵抗力，因而就會減少感冒發生的機會；但若過度的劇烈運動，反而會使免疫力暫時下降。所以有研究發現，剛跑完馬拉松的選手，在賽後幾天內得到感冒的機會反而更高。因此感冒期間，不適當的運動，不但會消耗體力，過度流汗還會導致水分及電解質的流失，對於感冒的治療將會適得其反。所以，平時保持規律且適度的運動，可以預防感冒的發生。一旦感冒時，便不宜從事過多或過於劇烈的體能活動，應以休息及補充營養與水分為首要之務，否則會使抵抗力更為缺乏，而病症也會更為延長。

Q5 沙塵暴對感冒有何影響？

A: 沙塵暴的懸浮微粒愈小愈容易進入呼吸道，又因沙塵中會同時夾帶著細菌、過敏原與致癌物質，所以如果接觸量大、接觸時間長，就可能引發疾病。一般來說，沙塵暴對於呼吸道的危害包括口、鼻、黏膜的刺激，中度則為呼吸道發炎，嚴重且長期暴露的則為塵肺症或肺泡發炎。所以對於過敏體質者、嬰幼兒、老年人、氣喘病患等，在沙塵暴來襲時應儘量減少外出。

Q6 為什麼吃了感冒藥後，症狀沒有馬上改善，有時反而更為嚴重呢？

A: 通常感冒都有一定的病程，從初期的症狀發生開始，3至5天後會達症狀的高峰期，第5至10天後症狀則逐漸緩解。大部分的感冒藥都只能緩解症狀的嚴重度，並無法縮短病程或根治感冒。因此，即使吃了感冒藥，還是得經過一定的病程，且需於症狀達最高峰後才會逐漸趨緩，最後感冒才會痊癒。相信大多數人都有一種感冒一次往往得看兩次以上醫生之經驗，但若能隨著病程走完，感冒自然也就會好了。所以人們才往往有最後一次看的醫生或拿的藥最有效的錯覺。

Q7 如何區分感冒和過敏性鼻炎？

A: 兩者症狀類似，皆會造成打噴嚏、鼻塞、流鼻水、流淚、全身倦怠及頭痛。然而感冒較不易引發喉嚨及眼睛癢，通常從喉嚨痛開始發病。至於過敏則依序從打噴嚏，流清鼻水，最後鼻塞，慢慢加重病情；有時一個症狀會於下一個症狀出現時消失。另外，感冒病程約五至七天；而過敏在避免過敏原後，症狀即可緩解。若你能試著找出一種避免暴露過敏原的方法，且症狀會隨之消失，就可能表示你患的是過敏性鼻炎而非感冒。

Q8 老人家常說冷到才會感冒，所以感冒時不能洗澡以免受寒，這是真的嗎？

A: 傳統上大家都認為感冒與人體本身受到冷的刺激有關，例如許多人會說「感冒期間不要洗澡，以免受寒」、「晚上睡覺不蓋棉被，容易感冒」。但這些說法卻一直沒有科學驗證，因為若沒有感冒病毒的侵入，任憑身體再如何感到冷，再怎麼吹風受涼、不蓋棉被也不會得到感冒，當然感冒也不會因冷而加重。否則那麼生活在寒帶的人民，是否就會比熱帶或亞熱帶的居民更容易感冒，或感冒會因此比較嚴重呢？結論當是否。

儘管無確實的科學根據支持，仍有許多人固守累積下來的經驗。其中較可能的原因是，人受涼後，在感覺很冷、很不舒服的狀態下，造成人體的壓力，又因這種壓力促使體內荷爾蒙的改變，因此可能造成人體免疫力、抵抗力下降，使得原本無害於人體的少量病毒一侵入即可造成發病，因而引發或加重「感冒」，但這也只是推測而已。

鼻塞時可以沖洗鼻腔嗎？若可以的話，該怎麼沖洗比較好？

A: 一般來說，過度沖洗會將保護鼻腔的鼻黏膜洗掉，鼻子反而更乾燥。但在適當的溫度、濕度下，可減少過敏原或污染原的數目，有助於受損鼻黏膜纖毛運動的恢復，且可清除鼻涕，暫時減輕鼻塞或鼻涕倒流的症狀。

沖鼻時所使用的溶液，非一般純水，應使用生理食鹽水溶液。患者可至藥房購買或自行調配(約500c.c.水，加入1小匙左右食用鹽及少許烹飪用蘇打)。沖洗溶液的溫度應接近體溫（30℃～35℃間）；若溶液溫度過低，會增加鼻阻抗性，易產生鼻塞症狀。

鼻沖洗的方法有二種。第一，用手掌舀水，頭朝洗臉槽向下望，一次一個鼻孔將沖洗液吸入鼻中，從嘴巴吐出後，再將剩餘的鼻涕輕輕擤出。第二，可至藥房購買鼻沖洗器，並依指示說明使用。兩種方法皆勿太用力，以免造成鼻腔黏膜出血。每日可自行沖洗數次，每次使用200～300ml的生理鹽水。黃綠鼻涕嚴重時，可視病情增加沖洗次數。

A: 答案是不會。打針和吃藥效果一樣，只是前者吸收方式較快，發揮效用的速度也較快；後者因為須經常腸胃消化，速度稍慢，以致令人有「打針好得比較快」的錯覺。事實上，發揮快相對的藥效消失速度也快。打針僅能當作短暫緩解極度不舒服的症狀而已，對整體病情並沒有決定性的幫助，更不可能讓感冒好得「更快」了。

坊間的感冒小偏方有效嗎？

Q1 現榨甘蔗汁加熱，並將檸檬汁滴在甘蔗汁？，可以遠離感冒？

A： 甘蔗、檸檬汁都含有豐富的維生素C。多喝甘蔗汁和檸檬汁，除了可補充維生素C、增加抵抗力外，由於甘蔗又具有潤喉的效果，因此有助排出痰液，讓咽喉更舒暢。

Q2 烤橘子可治感冒？

A： 柑橘類本身具有潤肺的效果，但通常必須是熱的才有效；橘子皮則有利於咽喉的化痰作用。所以橘子必須連皮烤才可能會有用，但這也只是有助於症狀的緩解而已。

Q3 喝生薑紅糖水，或西瓜汁加番茄汁，對治療感冒真有效果嗎？

A: 生薑具有散寒的作用，而紅糖則有溫熱活血的效果，但這只能用在風寒型感冒的前1～2天。因爲感冒病程會隨著時間而改變，常常在感冒後的2～3天就轉爲風熱型。尤其如果出現黃、綠色鼻涕，或是咽喉腫痛時就不宜再使用，以免使症狀惡化。

至於風熱型，飲用西瓜汁和西紅柿汁（番茄汁），一般認爲效果並不佳，除非是吃了很多西瓜才會有效，且也只能當作是水分的補充，加速新陳代謝而已。（一般感冒不建議多吃西瓜，請參考p.93）

Q4 以洋蔥製成感冒糖漿？

A: 洋蔥含有硫化物，具殺菌的功效。在美國傳統治療感冒的偏方中，就有用洋蔥加蜂蜜製成感冒糖漿的方法，但其療效並未獲得確定。

Q5
酒精擦鼻法可治療感冒？

A: 酒精雖具有殺菌功效，而使用酒精擦拭鼻子也有降溫的作用，但是酒精卻會將皮膚中的水分帶走，且對皮膚造成很大的刺激而形成乾裂，因此並不建議使用這種方法。

Q6
烤檸檬汁可治感冒？

A: 檸檬也屬於柑橘類，因此與橘子也具有類似的效果。一般感冒後大都會較喜歡喝溫熱的飲料，所以烤檸檬汁是一種溫熱作用，臨床上應該都具化痰效果。

Q7
用冷、熱水交替沖澡法治感冒有效嗎？

A: 以冷、熱水交替沖澡，應該是針對過敏體質者，利用水溫變化刺激並加強對溫差的適應能力，所以這應視為平時的一種保養方法，感冒時則不建議使用。況且冬季太冷，使用冷水有可能因此過於刺激。對已有感冒症狀者尤其不宜。

小兒氣喘

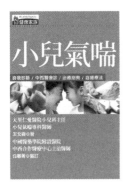

定價：230元

氣喘是現代常見的文明病，也是全世界最常見的兒童慢性病，它是一種反覆陣發性之呼吸道阻塞的疾病，因阻塞程度可從幾乎完全無症狀到嚴重的呼吸困難，甚至造成死亡。尤其兒童時期的氣喘更值得關注，若能在此階段得到妥善的治療和照顧，也許可就此在未來的人生中遠離氣喘的威脅及傷害。

《小兒氣喘》一書，旨在教導大家從兒童時期即開始關注氣喘所造成的威脅，透過書中疾病檢查診斷流程表，你可初步判斷自己的孩子是否患有氣喘？並進一步告訴你氣喘的致病因子有哪些？教你如何遠離氣喘的風暴、控制氣喘發病的誘因、認識氣喘的階段性治療及預防性治療，並且瞭解何謂過敏體質？認識各種過敏原，以及如　何與　醫師配合，從飲食起居等生活上加強自我療癒。此外，另以中醫的理論，探討小兒氣喘的各種症狀，並針對不同病症，提供適切的漢方治療。

本書堪稱一套完整而優質的「氣喘衛教」，以活潑詳實的圖文，提供基本的氣喘常識，以期喚起大家對氣喘疾病的重視。

本書的特色：

1. 以淺顯易懂的文字，搭配詳盡活潑的圖示，讓你輕鬆瞭解什麼是小兒氣喘？
2. 結合西醫及中醫理論，將氣喘引起的原由及治療和改善方法作深入的剖析。
3. 從飲食及居家護理等各個層面，提供簡單實用的方法，教你遠氣喘威脅。
4. 提供漢方Q&A，讓人更清楚瞭解中藥的服用原則。

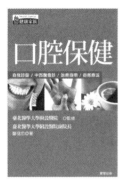

「牙痛不是病，痛起來要人命」，那種疼痛難耐的滋味，相信許多人都有經驗，尤其面對著滿桌的豐盛菜餚，卻無福消受時，才肯找牙醫師檢查與治療。但千萬別小覷了牙齒酸軟或牙齦流血等輕微症狀，小小的牙齒疾病皆可能引發攸關全身性的疾病，威脅到生命健康，因此「牙痛當然是病」，你我必須做好維護身體健康的第一道防線。

本書的特色：

- 以深入淺出的文字，搭配詳盡的圖示，讓你可以更清楚的瞭解牙齒的結構、保健及口腔問題。
- 結合西醫及中醫理論，將引起口腔疾病的原因及治療、改善方法做深入的剖析。
- 從飲食、居家護理等各個層面，提供簡單實用的方法，教你遠離牙痛的夢魘。
- 以Q&A的方式解答常見的口腔問題，文詞生動活潑、易懂易讀。

睡覺本是一件稀鬆平常的事，但如果長期失眠，會影響身體機能運作，造成內分泌失調，並增加罹患精神疾病的機率，且容易發生行為障礙，使人倦怠，注意力不集中，影響工作表現，降低職業產能及職場的安全性。因此，失眠可說是健康和生活的隱形殺手，會直接影響到個人儀容、工作、課業及人際關係的表現，不可不重視！

本書的特色：

- ‧阶H深入淺出的文字，搭配詳盡的圖示，讓你輕鬆瞭解什麼是失眠？
- 亟 結合西醫及中醫理論，將引起失眠的原因及治療和改善方法作深入的剖析。
- 提供「失眠症自我評估表」，檢測自己的失眠指數，以尋求適當的改善方法。
- 以Q&A的方式，將失眠時常見的問題作一正確的解答。

〔自我診斷〕 / 〔中西醫會診〕 / 〔治療指南〕 / 〔自癒療法〕

Health Family
健康家族

國家圖書館出版品預行編目資料

感冒/王森德、張佳蓓、李佳純著.— 初版.
— 臺北縣新店市：晨星，2007[民96]
　面；　公分. —（健康家族；04）

ISBN 978-986-177-103-8（平裝）
1.感冒　　2.中西醫結合治療

415.249　　　　　　　　　　　　96004292

健康家族 04

感冒

作者	王森德醫師 、 張佳蓓醫師 、 李佳純
企劃編輯	吳怡芬
執行編輯	張惠欣 、 葉慧蓁
美術編輯	林姿秀

發行人	陳銘民
發行所	晨星出版有限公司台北編輯室
	台北縣新店市231北新路3段82號11F之4
	TEL:(02)89147114　89146694　FAX:(02)29106348
	E-mail:service-taipei@morningstar.com.tw
	http://www.morningstar.com.tw
	行政院新聞局版台業字第2500號
法律顧問	甘龍強 律師
承製	知己圖書股份有限公司　TEL:(04)23581803
初版	西元2007年9月

總經銷	知己圖書股份有限公司
	郵政劃撥：15060393
	〈台北公司〉台北市106羅斯福路二段95號4F之3
	TEL:(02)23672044　FAX:(02)23635741
	〈台中公司〉台中市407工業區30路1號
	TEL:(04)23595819　FAX:(04)23597123

定價 200 元

Published by Morning Star Publishing Inc. Printed in Taiwan
（缺頁或破損的書，請寄回更換）
ISBN 978-986-177-103-8

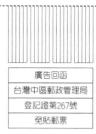
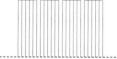
更方便的購書方式：

(1) 網站：http://www.morningstar.com.tw

(2) 郵政劃撥　帳號：15060393

　　　　　戶名：知己圖書股份有限公司

　　請於通信欄中註明欲購買之書名及數量

(3) 電話訂購：如為大量團購可直接撥客服專線洽詢

◎ 如需詳細書目可上網查詢或來電索取。

◎ 客服專線：04-23595819#230　傳真：04-23597123

◎ 客戶信箱：service@morningstar.com.tw